JN084836

深掘り！

重症度、医療・看護必要度データ分析の活用・改善

はじめに

「看護必要度は
自院の急性期度合いを測るツールです」

病院経営に活用できる
看護必要度分析方法をまとめました！

　筆者は長年,「重症度, 医療・看護必要度」(以下,「看護必要度」) のデータ分析を行い, 病院経営のアドバイスや講演の機会をいただいてきましたが, お話しする先々で「分析を行ったことがなかった」「分析してみたいと思っていたが, どのような視点で見ればよいか分からない」「誰も教えてくれない」という声を聞いてきました。現に, 看護必要度の記録方法に関する書籍は複数あるのですが, 病院経営に役立つデータ分析方法に特化した書籍は見当たりません。

　そこで本書では, 看護必要度を中心とした, 病院経営と医療の質向上のためのデータ分析の方法をお伝えしたいと思います。

今年も看護必要度の変更がありました

　2020 (令和 2) 年度診療報酬改定により, 看護必要度の変更がありました。第 1 章で詳しく説明しますが, 看護必要度が急性期一般入院料 (昔でいう 7 対 1 入院基本料) の施設基準として登場してから, 今年で12年目になります。登場以来, 2 年に一度の診療報酬改定において, 毎回細かな見直しが行われています。それに伴って, 入院料存続を主目的とした, データ精度の向上や重症度, 医療・看護必要度の該当患者割合 (以下,「重症度割合」) を上げるための取り組みが日本全国の病院で行われています。

看護必要度データ（Hファイル）は分析しやすい形式になっています

　私は，まだ全国で統一されたデータ入力形式がなかった12年以上前から，看護必要度データの分析を，病院経営と医療の質向上という２つの視点から行ってきました。その当時は，独自で作成したエクセルの形式で入力している病院や，手書きで記録を行っている病院もありました。

　今ではHファイルの提出が義務付けられており（2017〈平成29〉年１月提出分から），データ分析を自院で行いやすい環境となっています。データ形式が統一されていなかった当時は，データの成型（分析しやすいようにデータを整える作業）に随分と苦労しました。この苦労話だけで１冊本ができてしまうくらいなので，その話はまた別の機会に…。

看護必要度の分析が求められる時代に

　第２章で詳しく説明しますが，2020年度診療報酬改定では，診療実績データに基づいた「重症度，医療・看護必要度Ⅱ」（以下，「看護必要度Ⅱ」）の評価が義務となる病院が決められました（許可病床400床以上の急性期一般入院料１〜６）。今までの診療報酬改定の流れから見ても，今後は一層，看護必要度Ⅱを選択するように政策的に誘導されていくものと思います。

　従来の評価方法である「重症度，医療・看護必要度Ⅰ」（以下，「看護必要度Ⅰ」）は，看護師がA項目からC項目まですべてアナログで入力する（記録する）ことで数値を出していたため，毎日重症度割合を把握することができました。しかし，看護必要度Ⅱは医事課データであるEFファイルを用いるため，リアルタイムの重症度割合を把握することは基本的に難しくなっています。

　特に重症度割合が基準値ギリギリの病院にとって，日々の確認ができないことに対する不安は大きいものですね。この不安を解消するためにも，データ分析の技術を身に付けることが大切です。自院の重症度割合の内容を把握することによって，「どのような患者をどのくらい集患すると基準値をクリアできるか」ということを具体的に知ることができるとともに，今後自院が目指す急性期病院としての在り方を検討することができます。

看護必要度Ⅰでは
データ精度に疑問が残る病院も…

　看護必要度Ⅰ時代に，とある病院で「重症度割合が下がってきたぞ～！」と院内に号令を出したところ，その後不自然に重症度割合が上がってきたという話がありました（**図**）。これはいくら何でも，データとして正確性のあるものではありませんよね。

　看護必要度Ⅰはすべてが人の手で入力・評価されているため，そもそもミスが起こりやすく，正確なデータを集めることが困難な制度設計でした。それなのに，毎日多忙な中で記録をし，ミスをしていたら指摘され，重症度割合が低くなっていたら注意される…。これでは，業務負担の大きい看護必要度Ⅰではなく，診療実績データから算出できる看護必要度Ⅱへ誘導することが，ごく自然で当たり前のように思われます。

　とはいえ，看護必要度ⅡでもＢ項目は看護師が入力しなければならないので，データ精度の向上は今後も継続して行うべき課題になります。

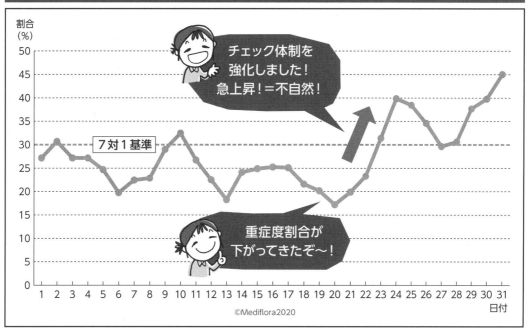

図●不自然な看護必要度：あるひと月の推移

看護必要度とは２つの視点で向き合おう！
看護必要度は病院全体で取り組むべき課題

「データ精度を上げると重症度割合が上がると思うのですが，重症度割合を上げるためにはどうすればよいですか？」という相談をいただくことが少なくありません。この質問は２つの視点が混ざっており，注意が必要です。つまり，「データ精度を上げる」ことと「重症度割合を上げる」ことはイコールではないということを押さえましょう（**表**）。

看護必要度を考える上で，「入院料における重症度割合の基準を超え続ける」ことと「データ精度を上げる」ことは，それぞれ対策が異なりますので分けて考える必要があります。実際，看護部主導で改善できるのは「データ精度」であり，「重症度割合を上げる」ためにはベッドコントロールと入退院支援，集患対策が必要となり，病院全体を巻き込んだ対策が必要になります。看護必要度における自院の課題を考える際には，**表**を参考にこの２つの視点を分けて考えていきましょう。

長くなりました！　いよいよ本編の開始です！

表●リーダーが把握しておきたい看護必要度の全体像

目的	急性期病院として生き残る ＝重症度割合の基準を超え続ける	急性期度合いを知る ＝データ精度を上げる
要素	**モノ** データそのもの	**ヒト** データ蓄積方法
主軸となるもの	自院の方向性・中長期計画 外部環境・診療報酬の変化 **「何を目指すのか明確である」**	看護師・コメディカル 医事課（システム） **「役割を共有している」**
見直す事項 必要スキル	分析手法（読み取り方＆伝え方） **「誰が見ても現状が理解でき， 改善に向けた話し合いができる」**	個人：教育（制度と収集方法） 組織：協働・連携 **「誰にとっても働きやすい」**

※この書籍は2020年３月時点の情報を基に作成しております。これ以降に発表された事務連絡・疑義解釈等については，厚生労働省ホームページ「令和２年度診療報酬改定について」(https://www.mhlw.go.jp/stf/seisakunitsuite/bunya/0000188411_00027.html〈2020年５月１日閲覧〉)をお確かめください。

※掲載されている文章・画像その他すべての内容について，株式会社メディフローラの許諾を得ずに，転載・引用・複製などすることを禁じています。

本書の読み方ガイド

　本書は，本編が10章で構成されています。「すべて読んでもらいたい！」と心を込めて書き上げましたが，看護師としての経験年数や役職者であるかどうかによって読み方を変えてもよいと思い，この「読み方ガイド」を作成しました。10章すべてを読めば，重症度，医療・看護必要度（以下，「看護必要度」）データに対する理解が深まることは間違いありませんが，読む時間が限られていたり，本を読むことが得意ではなかったりする方は本ガイドを参考にしてください。

第1章●看護必要度の歴史を振り返る

- **必読！** 看護部長
- **おすすめ** 病棟師長，看護必要度委員等の担当者

第2章●2020（令和2）年度診療報酬改定における看護必要度の変更の論点

- **必読！** 病院長・事務長・看護部長（＝病院における経営三役），病棟師長，看護必要度委員等の担当者
- **おすすめ** 副師長・リーダー職

第3章●項目別の特徴と数値の見方

- **必読！** 看護部長，病棟師長，看護必要度委員等の担当者，副師長・リーダー職
- **おすすめ** 病棟看護師

第4章●看護必要度Ⅰ・Ⅱの違いは？　看護必要度Ⅱのために考えること

- **必読！** 病院長・事務長・看護部長（＝病院における経営三役），病棟師長，看護必要度委員等の担当者，医事課や診療情報管理士等のDPCデータ作成者
- **おすすめ** 副師長・リーダー職

第5章●分析のために準備するものは?

必読! 看護部長，病棟師長，看護必要度委員等の担当者，医事課や診療情報管理士等のDPCデータ作成者

おすすめ 副師長・リーダー職

第6章●重症度判定の基準の見方

必読! 看護部長，病棟師長，看護必要度委員等の担当者，副師長・リーダー職

おすすめ 病棟看護師

第7章●分析編❶ 看護必要度データのみで分かること

必読! 看護部長，病棟師長，看護必要度委員等の担当者，副師長・リーダー職

おすすめ 病棟看護師

第8章●分析編❷ DPCデータを活用すると分かること

必読! 看護部長，病棟師長，看護必要度委員等の担当者，副師長・リーダー職

おすすめ 病棟看護師

第9章●データ活用編 看護必要度を病院経営に生かす

必読! 病院長・事務長・看護部長（＝病院における経営三役），病棟師長，看護必要度委員等の担当者，副師長・リーダー職

おすすめ 病棟看護師

第10章●まとめ 看護必要度の今後

必読! 病院長・事務長・看護部長（＝病院における経営三役），病棟師長，看護必要度委員等の担当者，副師長・リーダー職

おすすめ 病棟看護師

目次

第3章● 項目別の特徴と数値の見方 ❻❼

第4章● 看護必要度Ⅰ・Ⅱの違いは？看護必要度Ⅱのために考えること ❼❽

第5章●分析のために 準備するものは？ 87

第6章●重症度判定の基準の見方 95

第7章●【分析編❶】看護必要度データのみで分かること ⓾

第8章●【分析編❷】DPCデータを活用すると分かること ⓵⓵⓵

第9章●【データ活用編】看護必要度を病院経営に生かす 134

第10章● まとめ～看護必要度の今後 161

巻末付録● 評価の方法とポイント 164

看護必要度の歴史を振り返る

1. 看護必要度は，人員配置からは測れない急性期度合いを測るツール

2. 看護必要度が一般病棟の施設基準に登場してから，2020（令和2）年で12年目

3. 看護必要度については，2年に一度の診療報酬改定のたびに細かな変更が行われてきた

4. 看護必要度の変更の歴史をたどると，次回の変更の内容を推測できる

以上を念頭に置いて読み進めてください。特に，4番目「看護必要度の変更の歴史をたどると，次回の変更の内容を推測できる」という視点は大切です！

そもそも看護必要度とは？
看護必要度の歴史と制度～2020（令和2）年以前

さて，看護必要度とは何でしょうか。そもそもの始まりは，人員配置だけからでは測れない業務量を測るために考え出されたものでした。それが現在，入院料を定める施設基準の一つとして，急性期度合い（＝医療ニーズ）を測るために活用されています。

まずは，2020年以前の看護必要度の歴史を追ってみましょう。

表1「看護必要度の歴史」を見てください。2008（平成20）年に看護必要度の概念が一般病棟に導入されてから，2020年現在，12年経ちました。その間に看護必要度に関する変更が2年に一度行われ，2020年度診療報酬改定における変更が6度目になります。毎回細かな変更が行われてきましたが，特に当時の7対1入院基本料（2018年以前の名称）を算定していた医療機関の現場からは，評価の基準が上がるたびに「うちの病院は今何％だ！」「なんでそんなに低いのだ！」という声が聞かれました。

看護必要度の変更は，増えすぎた7対1入院基本料を医療ニーズに即したものに適正化すること，もっといってしまうと7対1入院基本料の病床を減らし，適

- 平成14年：特定集中治療室管理料に重症度の判定基準及び患者割合を導入
- 平成18年：7対1入院基本料創設
- 平成19年：中央社会保険医療協議会から厚生労働大臣への建議
「手厚い看護を必要とする患者の判定法等に関する基準の研究に着手，平成20年度診療報酬改定で対応すること」

> 平成20年から看護必要度の概念が一般病棟に導入してまだ12年目…現場は大変!

- 平成20年：7対1入院基本料に一般病棟用の重症度・看護必要度の導入＝A項目9，B項目7の合計16項目について，「A項目2点かつB項目3点以上」を基準該当患者と定義，患者割合1割以上を算定要件とした
- 平成22年：10対1入院基本料に一般病棟必要度評価加算を新設，重症度・看護必要度の評価を行うことを算定要件とした
- 平成24年：7対1入院基本料の一般病棟用の重症度・看護必要度基準の見直し
「A得点2点以上，B得点3点以上の患者が10%→15%以上」
10対1入院基本料の一般病棟必要度評価案を施設基準化し，看護必要度加算を新設
看護必要度加算1「該当患者割合15%以上」，看護必要度加算2「該当患者割合10%以上」
- 平成26年：7対1入院基本料の一般病棟用の重症度・看護必要度基準の見直し **名称を重症度，医療・看護必要度に変更**，「A項目について，急性期患者の特性を評価する項目へ見直し」
※評価者見直し（看護師のみならず院内研修を行った場合には記録の根拠及び評価者になれる）
- 平成28年：7対1入院基本料の一般病棟用の重症度，医療・看護必要度の見直し
「A項目の一部追加，B項目変更，C項目追加」「該当患者条件見直し→A項目2点以上及びB項目3点以上，A項目3点以上又は，C項目1点以上」「該当患者割合を15%以上→25%以上」
10対1入院基本料の看護必要度加算の要件の見直し
看護必要度加算1の新設「該当患者割合24%以上」，看護必要度加算2「15%→18%以上」，看護必要度加算3「10%→12%以上」

中央社会保険医療協議会：入院医療等の調査・評価分科会（2017年6月21日 平成29年度第3回）資料より引用，一部改変
©Mediflora2020

正病床数にすることを目的に行われてきました。ところが，こうした国の思惑どおりに急性期病床の減少につながっていないことや，そもそも医療ニーズを正しく測ることができているのかという疑問もあって，評価の妥当性が議論され続けてきました。

　特に2012（平成24）年度と2016（平成28）年度の7対1入院基本料の基準値引き上げは，多くの病院に大きなインパクトを与えました。看護必要度は看護部門がメインとなって記録を行い，評価していたことから，全国の病院では基準値が引き上げられるたびにデータ精度を高めることを目的に記録のチェック体制の強化が行われました。

　また，2014（平成26）年度には名称が変更され，「重症度，医療・看護必要度」となりました。これは，「『看護』という名称が付いているために，本来病院の重症度というのは病院全体の医療提供体制が影響するものであるにもかかわらず，看護部門に責任が転嫁されやすくなっているため，正しい名称に変えるべきであ

る」という理由から変更されました。

しかし，残念ながらその効果が大きかったとはいえません。現在も「看護必要度」という略称が一般的に使われており，本書籍でも使用しています。仮に「看護」という名称が使われなくなったとしても，看護部門が評価を担っている事実は変わらないため，「看護必要度＝看護部門が担当すべきもの」という考えを払拭するのは難しいと思います。

名称がどうであるかということよりも，病院全体として「なぜ取り組まなければならないのか」「どのような行動変容が必要なのか」という課題認識を共有し，改善活動を定着させていく方が大切です。

2018年度診療報酬改定で行われた入院料の抜本的な改革と看護必要度

看護必要度の2020年度の変更を見る前に，前回の2018年度の変更の内容を振り返りましょう。2018年度診療報酬改定が病院経営全体に与えた影響は大きく，看護必要度の歴史においてもターニングポイントの一つであったといえます。

2018年度診療報酬改定の基本方針の１番目は，「地域包括ケアシステムの構築と医療機能の分化・強化，連携の推進」でした。この基本方針のもとで抜本的な入院医療の変更が行われています。

2018年度は，**図１**のように「医療ニーズ（患者の状態，医療の内容等）」と「医

図１●2018年度診療報酬改定以降の入院料の考え方

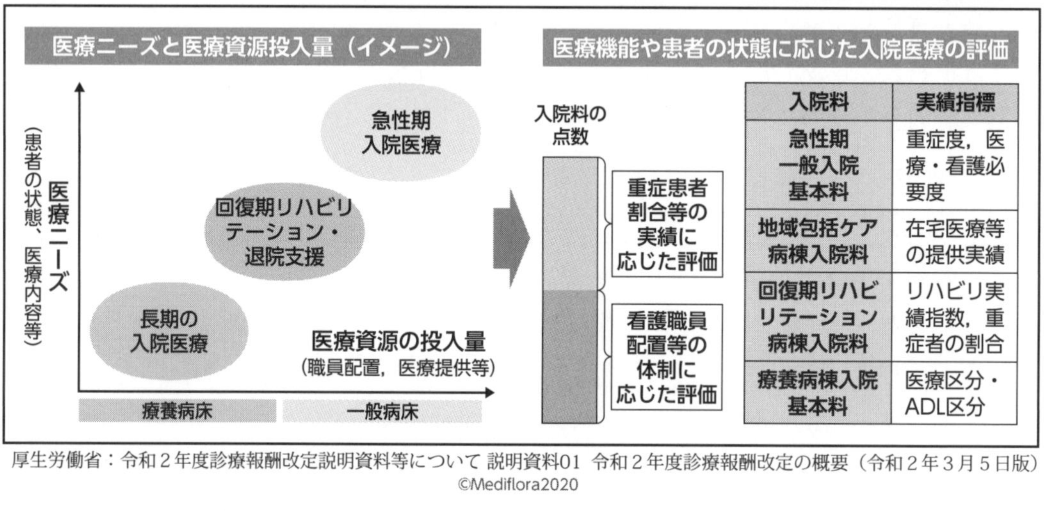

入院料	実績指標
急性期一般入院基本料	重症度，医療・看護必要度
地域包括ケア病棟入院料	在宅医療等の提供実績
回復期リハビリテーション病棟入院料	リハビリ実績指数，重症者の割合
療養病棟入院基本料	医療区分・ADL区分

厚生労働省：令和２年度診療報酬改定説明資料等について 説明資料01 令和２年度診療報酬改定の概要（令和２年３月５日版）

©Mediflora2020

療資源の投入量（職員配置，医療提供等）」の２つを軸とした見直しが行われました。つまり，「看護配置７対１基準の入院料だけど，本当にその看護配置が必要な患者が入院しているの？」「看護配置10対１基準の入院料だけど，実績から考えると本当は７対１配置程度が妥当な高度な医療が行われているんじゃないの？（地域の事情等で看護師が十分に供給されていないだけじゃないの？）」等，入院料と実情が合っていないのではないかという問題意識のもと，医療のニーズと医療資源提供量を考えた入院料に概念整理がなされました。

ポイントは，この「医療ニーズ」に当たる「重症患者割合等の実績に応じた評価」として，急性期一般入院基本料では看護必要度が採用されている点です。

ちなみに，2020年度診療報酬改定では，急性期一般入院基本料における「重症患者割合等の実績に応じた評価」は看護必要度のみですが，2022（令和４）年度以降の診療報酬改定によって看護必要度以外の実績が加わる可能性について言及されており，研究班で議論が進められています。

急性期病院として中長期的に安定した経営を継続させていくためには，看護必要度の精度向上はもちろんのこと，自院をして急性期病院たらしめる患者を集患し，急性期状態を脱したら回復期病棟や療養病棟，在宅等にスムーズな移行を行える体制を整えることが大切です。病院の機能にふさわしい医療を提供するという，「正しいことを正しく行うこと」が評価される制度に変化しつつあります。

2018年度診療報酬改定における入院料の抜本的な見直しでは，**図２**のように，一般病棟入院基本料の「７対１」と「10対１」が再編・統合されて「急性期一般基本入院料」に，一般病棟入院基本料の「13対１」と「15対１」が再編・統合されて「地域一般入院料」に，療養病棟入院基本料の「20対１」と「25対１」が再編・統合されて「療養病棟入院料」に整理されました。医療ニーズの評価方法として看護必要度が採用される急性期一般入院料は，10対１を看護配置のベースとして，看護必要度の重症度割合の程度により入院料１〜７（入院料７は看護必要度を測定していることのみ条件）に定められました。

これらの変更の背景には７対１入院基本料を減らしていきたいという国の方針があるのですが，７対１入院基本料から10対１入院基本料に入院料を変更すると病院経営に受けるインパクトが非常に大きくなってしまうため，７対１入院基本料と10対１入院基本料の間に当たる点数設計として急性期一般入院料２・３が設けられました（**図３**）。

このように，病院が７対１入院基本料から段階的に入院料を下げる選択をしやすいような制度に変化しました。

図2●2018年度診療報酬改定での変化：新たな入院医療の評価体系と主な機能

入院医療評価体系について，基本的な医療の評価部分と診療実績に応じた段階的な評価部分との二つの評価を組み合わせた新たな評価体系に再編・統合する。なお，新たな評価体系となる入院料は，急性期医療，急性期医療〜長期療養，長期療養の機能に大別される。

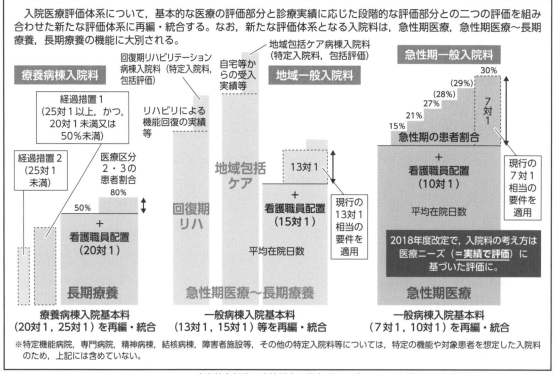

療養病棟入院基本料（20対1，25対1）を再編・統合

一般病棟入院基本料（13対1，15対1）等を再編・統合

一般病棟入院基本料（7対1，10対1）を再編・統合

※特定機能病院，専門病院，精神病棟，結核病棟，障害者施設等，その他の特定入院料等については，特定の機能や対象患者を想定した入院料のため，上記には含めていない。

中央社会保険医療協議会：総会（2018年2月7日 第389回）資料より引用，一部改変
©Mediflora2020

図3●一般病棟入院基本料の再編・統合（7対1・10対1）

平成28年度までの制度

一般病棟入院基本料

1,332点

1,357点 12%（25点）

1,377点 18%（45点）

1,387点 24%（55点）

204点（※）

1,591点 25%

看護必要度加算1〜3
一般病棟 10対1 入院基本料

報酬の差が大きいこと，また，管理単位が異なると弾力的な傾斜配置ができないことから，7対1から10対1への届出変更は実質的に困難な状態

一般病棟 7対1 入院基本料

※200床の病院で，入院基本料の差を試算すると，年間約1.2億円程度と推計され，影響が非常に大きい

平成30年度改正内容

急性期一般入院基本料

入院料4〜7（10対1）から入院料2〜3に，直接届出できない（入院料1の実績が必要）

1,332点

1,357点 15%（12%）

1,377点 21%（17%）

1,387点 27%（22%）

1,491点 −（23%）中間②

1,561点 −（24%）中間①

1,591点 30%（25%）現行の7対1相当

〈要件〉
・入院料1の届出実績が必要
・調査の対象
・該当患者割合は診療実績データを用いて評価
・200床未満の経過措置

現行の7対1についてニーズに応じた弾力的かつ円滑な対応を可能に

【実績部分】
重症度，医療・看護必要度の該当患者割合
【見直し後の基準】
Ⅰ）現行の評価方法
Ⅱ）診療実績データによる評価方法

【基本部分】
（ ）内は重症度，医療・看護必要度Ⅱの該当患者割合

入院料7	入院料6	入院料5	入院料4	入院料3	入院料2	入院料1

中央社会保険医療協議会：総会（2018年2月7日 第389回）資料より引用，一部改変
©Mediflora2020

A項目（モニタリング及び処置等）に関する2018年度の変更の論点

　それでは，2018年度の看護必要度の変更について，A～Cの項目別に見ていきましょう。

　A項目は3つの項目のうち，最も頻回に変更が行われています。これまでさまざまな変更がありましたが，筆者は2016年度の変更でA項目に「救急搬送後の入院（2日間）」が追加されたことで，より急性期病院らしい患者が評価されるようになったと考えています。

　A項目の中で最も注意したい項目は「心電図モニターの管理」です。心電図モニターについては診療報酬改定が行われるたびに指摘や分析が行われ，「この項目のみ処置ではなく観察である上，必要な患者に必ず装着されているのかどうか疑問である」という評価がなされています（しかも，時期は決まって改定前年の秋頃です）。

　しかし，「心電図モニターは必要な評価である」という意見も根強いことから，いまだ心電図モニターは評価項目としてなくなっていません。上記の2016年度の変更において重症度割合の基準値が引き上げられたタイミングで，多くの急性期病院が心電図モニターを複数台購入したという事実もあるようです。

　今までの看護必要度の変更の流れを見ると，変更に向けた話し合いの中で指摘された評価項目には何らかのメスが入る可能性が高いと考えられます。今後，どのような変更があるか分かりませんが，心電図モニターに頼らない重症度割合の安定化は念頭に置いた方がよいでしょう。ちなみに，2018年度の変更の前にも議論されましたが，詳細項目の変化は行われませんでした（**図4**）。

　2018年度の看護必要度の変更では，看護必要度Ⅱの評価を採用するに当たり，A項目の「救急搬送後の入院（2日間）」について「救急医療管理加算」を算定している症例を該当症例とすることが検討されました。しかし，この案は最終的には見送られています。その理由となるのが**図5，6**です。

　これは，NDBオープンデータという，全国の医療機関を受診した際に医療機関から保険者に対して発行されるレセプト（＝診療報酬明細書。実施した診療行為情報が示されたもの）と，特定健診・特定保健指導（40～74歳が対象）の結果からなる公開データベースを基に，執筆時点で最新である2017（平成29）年度データにおける救急医療管理加算算定回数を都道府県別に分析したものです。

図4●A項目における改定の流れ

A項目　治療等のモニタリング，処置，入院時の状況等について，実施や管理したことを測定

平成20年：導入 9項目（うち，「専門的な治 療・処置」は7種類）		
↓		
平成26年：急性期病棟で行われ る項目のみへ見直し（慢性期 病棟でも一般的に行われてい る項目を削除） →7項目（うち，「創傷処置」 は2種類，「専門的な治療・ 処置」は10種類）		
↓		
平成28年：医療の必要性の高い 患者の状態追加 →8項目（うち，「創傷処置」 は2種類，「専門的な治療・ 処置」11種類）		
↓		
平成30年：必要度Ⅱ※のみ，「救 急搬送後の入院（2日間）」は 対象外とする		

※一般病棟用の重症度，医療・看護必要度Ⅱ

行為の実施

行為の実施
及び管理

入院受入
（実施）

A	モニタリング及び処置等	0点	1点	2点
1	創傷処置（①創傷の処置〈褥瘡の処置を除く〉，②褥瘡の処置）	なし	あり	―
2	呼吸ケア（喀痰吸引のみの場合を除く）	なし	あり	―
3	点滴ライン同時3本以上の管理	なし	あり	―
4	心電図モニターの管理	なし	あり	―
5	シリンジポンプの管理	なし	あり	―
6	輸血や血液製剤の管理	なし	あり	―
7	専門的な治療・処置 （①抗悪性腫瘍剤の使用〈注射剤のみ〉， ②抗悪性腫瘍剤の内服の管理， ③麻薬の使用〈注射剤のみ〉， ④麻薬の内服，貼付，坐剤の管理， ⑤放射線治療， ⑥免疫抑制剤の管理， ⑦昇圧剤の使用〈注射剤のみ〉， ⑧抗不整脈剤の使用〈注射剤のみ〉， ⑨抗血栓塞栓薬の持続点滴の使用， ⑩ドレナージの管理， ⑪無菌治療室での治療）	なし	―	あり
8	救急搬送後の入院（2日間）	なし	―	あり

中央社会保険医療協議会：総会（2019年11月15日 第433回）資料
©Mediflora2020

　図5は人口10万人当たりの算定回数を，**図6**は加算1・2の算定割合を表して
います。
　救急医療管理加算とは，「救急の処置が必要な重症な状態の患者を受け入れた
際に加算されるもの」であり，規定のとても重症な状態である患者に加算「1」，
それに準じる状態の患者に加算「2」が算定されています。
　読者の皆さんの中には，**図5，6**を見て，「おや？」と思われた方も多いと思い
ます。お考えのとおり，救急医療管理加算の要件に見合う患者の割合は日本全国，
都道府県ごとに大きな差が出るはずがありません。ところが，**図5，6**のように，
人口比で見てみても都道府県ごとの差異が大きいことが分かります。また，加算
1・2の割合にも，都道府県ごとに差があることが分かります。
　これは，支払基金という審査機関の判断による問題であり，この状況が是正さ
れないままに救急医療管理加算を看護必要度の評価の一つとしてしまうと都道府
県差が出てしまうため，2018年度診療報酬改定では見直されたという背景があ
ります。なお，この救急医療管理加算については第2章で解説する2020年度診
療報酬改定とも関係してくるので，頭の片隅に置いておいてください。

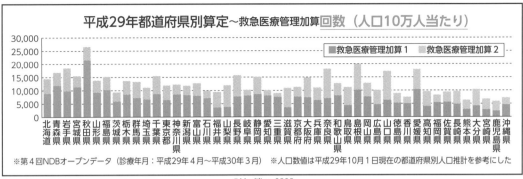

図5●「救急医療管理加算」分析その1

平成29年都道府県別算定～救急医療管理加算回数（人口10万人当たり）

■救急医療管理加算1　■救急医療管理加算2

※第4回NDBオープンデータ（診療年月：平成29年4月～平成30年3月）　※人口数値は平成29年10月1日現在の都道府県別人口推計を参考にした

©Mediflora2020

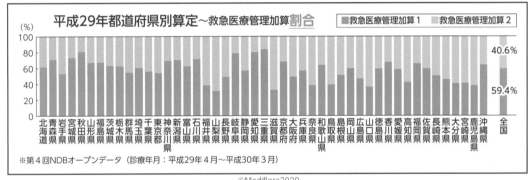

図6●「救急医療管理加算」分析その2

平成29年都道府県別算定～救急医療管理加算割合

■救急医療管理加算1　■救急医療管理加算2

40.6%

59.4%

※第4回NDBオープンデータ（診療年月：平成29年4月～平成30年3月）

©Mediflora2020

B項目（患者の状況等）に関する2018年度の変更の論点

　B項目の大きな変化は，先述したA項目「救急搬送後の入院（2日間）」と同時に2016年度の変更において追加された認知症・せん妄の評価である2つの項目，「診療・療養上の指示が通じる」「危険行動」です。これは，「医療提供量という面で考えると，看護師の負担が大きい認知症・せん妄に関する評価を含めた方がよいのではないか」という考えによって追加されたものです。

　2016年度の変更時には項目が追加されたのみで，重症度割合に直接大きな影響を与えるものではありませんでしたが，2018年度の変更では重症度基準の一つに加えられたため，この認知症・せん妄の2項目に注目が集まり，重症度割合の根拠となる記録としてしっかり記されるようになりました（詳しくは第2章で解説します）。

　また，この時点でのB項目全体の特徴として，患者の状態を評価する項目と介助の必要性を評価する項目が混在しています（**図7**）。

B項目　患者自身のADLの状況，療養上の世話等の内容を測定

平成20年：導入
7項目

↓

平成28年：他の項目と類似する2項目を削除し，認知症，せん妄状態の患者が含まれるよう新たに2項目を追加
→7項目

B	患者の状況等	0点	1点	2点
9	寝返り	できる	何かにつかまればできる	できない
10	移乗	介助なし	一部介助	全介助
11	口腔清潔	介助なし	介助あり	−
12	食事摂取	介助なし	一部介助	全介助
13	衣服の着脱	介助なし	一部介助	全介助
14	診療・療養上の指示が通じる	はい	いいえ	−
15	危険行動	ない	−	ある

患者の状態（9）
介助の必要性（10〜13）
患者の状態（14〜15）

中央社会保険医療協議会：総会（2019年11月15日　第433回）資料
©Mediflora2020

C項目（手術等の医学的状況）に関する2018年度の変更の論点

　C項目は，先述のA項目「救急搬送後の入院（2日間）」及びB項目の認知症・せん妄に関する項目が追加された2016年度の変更において同時に追加されました（**図8**）。そのポイントは，「すべての手術が看護必要度の重症度として評価されているわけではない」ということと，「手術の内容により評価される基準とな

C項目　手術，救命等の入院して管理が必要な侵襲性の高い治療について，実施日からの期間にあわせて測定

平成28年：導入
A項目では評価されない医療の必要性の高い項目を創設
→7項目（うち，「救命等に係る内科的治療」は3種類）

↓

平成30年：「開腹手術」の該当日数を短縮

C	手術等の医学的状況	0点	1点
16	開頭手術（7日間）	なし	あり
17	開胸手術（7日間）	なし	あり
18	開腹手術（4日間）	なし	あり
19	骨の手術（5日間）	なし	あり
20	胸腔鏡・腹腔鏡手術（3日間）	なし	あり
21	全身麻酔・脊椎麻酔の手術（2日間）	なし	あり
22	救命等に係る内科的治療（2日間） ①経皮的血管内治療 ②経皮的心筋焼灼術等の治療 ③侵襲的な消化器治療	なし	あり

手術（16〜21）
内科的治療（22）

中央社会保険医療協議会：総会（2019年11月15日　第433回）資料
©Mediflora2020

る日数が異なっている」ことです。

　ちなみに，看護必要度ⅠにおけるC項目の詳細は**表2**のとおりです。現場をとても悩ませた点は，同じ手術のレセプトコードでも評価が分かれる場合があることです。そのような場合の評価を現場の判断に委ねられてしまうと，評価の妥当性に疑問が生じてしまうので，レセプトコードによって自動的に看護必要度が判断される看護必要度Ⅱの評価方法の方が望ましいといえます。

表2●看護必要度ⅠにおけるC項目詳細

C項目について	①検査のみを実施した場合には評価の対象とはならない ②同一疾患に起因した一連の再手術の場合には初回の手術のみを評価の対象とする ③判断基準に示された術当日からの期間については術当日を含む日数		
項目名	**定義**		**留意点**
開頭手術（<u>7日間</u>）	・開頭により頭蓋内に達する方法による手術		・穿頭及び内視鏡下に行われた手術は含めない
開胸手術（<u>7日間</u>）	・胸壁を切開し胸腔に達する方法による手術（胸骨正中切開により縦隔に達するものも含む）		・胸腔鏡下に行われた手術は含めない
開腹手術（<u>5日間</u>）	・腹壁を切開し腹腔・骨盤腔内の臓器に達する方法による手術（腹膜を切開せず後腹膜腔の臓器に達する場合を含む）		・腹腔鏡下に行われた手術は含めない
骨の手術（<u>5日間</u>）	・骨切りまたは骨の切除・移植を要する手術（指〈手，足〉の手術は除く） ・関節置換・骨頭挿入に係る手術 ・下肢・骨盤の骨接合に係る手術（指〈足〉は除く） ・脊椎固定に係る手術または骨悪性腫瘍に係る手術		－
胸腔鏡・腹腔鏡手術（<u>3日間</u>）	・胸腔鏡下に胸腔に達する手術（縦隔に達するものも含む） ・腹腔鏡下に腹腔・骨盤腔内の臓器に達する手術（後腹膜腔の臓器に達する場合も含む）		－
全身麻酔・脊椎麻酔の手術（<u>2日間</u>）	・上記5項目に該当しないもので全身麻酔下，脊椎麻酔下に行われた手術		－
救命等に係る内科的治療	①経皮的血管内治療（<u>2日間</u>）	・経皮的な脳血管内治療　　・t-PA療法 ・冠動脈カテーテル治療 ・胸部または腹部のステントグラフト挿入術 ・選択的血管塞栓による止血術	・検査のみの場合は含めない
	②経皮的心筋焼灼術等の治療（<u>2日間</u>）	・経皮的心筋焼灼術 ・体外ペースメーキング術 ・ペースメーカー移植術 ・除細動器移植術	・ペースメーカー交換術及び除細動器交換術は含めない ・体外ペースメーキング術は，1入院中に初回に実施した日から2日間までに限り評価を行う
	③侵襲的な消化器治療（<u>2日間</u>）	・内視鏡による胆道・膵管に係る治療 ・内視鏡的早期悪性腫瘍粘膜下層剥離術 ・肝悪性腫瘍ラジオ波焼灼療法 ・緊急時の内視鏡による消化管止血術	・検査のみの場合は含めない ・内視鏡的早期悪性腫瘍粘膜切除術または内視鏡的ポリープ切除術を実施した場合は含めない ・緊急時の内視鏡による消化管止血術は，慢性疾患に対して予定された止血術や硬化療法を行う場合，同一病変について1入院中に再止血を行う場合，内視鏡治療に起因する出血に対して行った場合等は含めない

©Mediflora2020

2018年度診療報酬改定における看護必要度の変更の特徴は，2017年1月から提出が義務化されたHファイル（看護必要度データ）のデータ分析を基に行われた（つまり，ある程度数値としての根拠のある変更が行われた）ことです。それまでの看護必要度に関する変更は，分析できるデータが実質存在していなかったため，明確な根拠に基づいた変更とはいえないものでした。

　2018年度の変更で分析された視点は，C項目における評価日数の妥当性です。

　図9は，2017年11月に提示され，同年12月に行われたシミュレーション分析です（ちなみに，このシミュレーション分析が示された時期については，2020年度の変更の項で解説するので，覚えておいてください）。この時のシミュレーションでは，

- **パターン1**：「A項目1点以上かつB項目3点以上＋認知症の項目いずれかあり」を該当患者に追加する
- **パターン2**：救急搬送後の入院を「救急医療管理加算Ⅰ」で算定している患者に置き換える
- **パターン3**：「C項目開腹手術」の評価日数を5日間から4日間に変更する

　という3つのパターンについて分析されました。パターン1については，次項で解説します。パターン2は，P.17～19で解説した内容のとおりです。パターン3のシミュレーションは**図9**のようになりました。

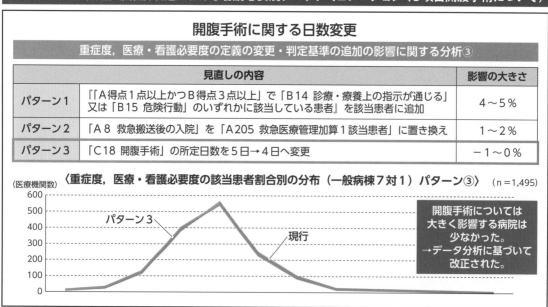

図9●2018年度診療報酬改定における看護必要度データシミュレーション（C項目開腹手術について）

開腹手術に関する日数変更

重症度，医療・看護必要度の定義の変更・判定基準の追加の影響に関する分析③

	見直しの内容	影響の大きさ
パターン1	『「A得点1点以上かつB得点3点以上」で「B14 診療・療養上の指示が通じる」又は「B15 危険行動」のいずれかに該当している患者』を該当患者に追加	4～5％
パターン2	「A8 救急搬送後の入院」を「A205 救急医療管理加算1該当患者」に置き換え	1～2％
パターン3	「C18 開腹手術」の所定日数を5日→4日へ変更	−1～0％

〈重症度，医療・看護必要度の該当患者割合別の分布（一般病棟7対1）パターン③〉 （n＝1,495）

（医療機関数）

パターン3

現行

開腹手術については大きく影響する病院は少なかった。
→データ分析に基づいて改正された。

中央社会保険医療協議会：総会（2017年12月6日 第376回）資料より引用，一部改変
©Mediflora2020

パターン３のシミュレーションでは，開腹手術について５日から４日に短縮しても，変化は「－１～０％」とほとんど変わらないことが示されました。この分析結果から，2018年度の変更では５日間の評価から４日間の評価に変更されています。この2018年度のＣ項目における変更の経緯は，2020年度の変更の視点においても重要になりますので，こちらも念頭に置いて読み進めていきましょう。

該当患者の基準における
2018年度の変更の視点

　評価項目が変化すれば，該当患者の基準も検討されます。**図10**は，先述した2018年度の変更で検討されたパターン１のシミュレーション結果です。
　2016年度の変更で，Ｂ項目に認知症・せん妄の評価に関する項目が２つ追加されましたが，その２項目について更に看護必要度として評価すべきであるという指摘があったため，「Ａ項目１点以上かつＢ項目３点以上に加えて認知症２項目いずれかがあり」を該当患者として追加した場合のシミュレーションが行われました。結果は「＋４～５％」となり，この数値に応じて重症度基準割合が見直されました。

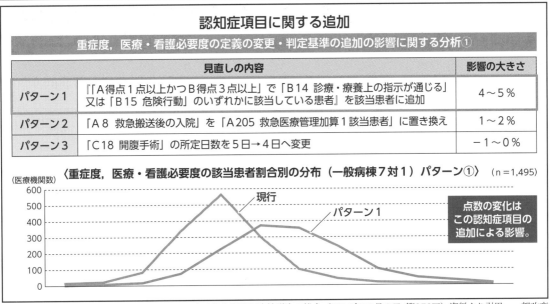

図10●2018年度診療報酬改定における看護必要度データシミュレーション（新基準について）

認知症項目に関する追加

重症度，医療・看護必要度の定義の変更・判定基準の追加の影響に関する分析①

	見直しの内容	影響の大きさ
パターン１	『「Ａ得点１点以上かつＢ得点３点以上」で「Ｂ14 診療・療養上の指示が通じる」又は「Ｂ15 危険行動」のいずれかに該当している患者』を該当患者に追加	４～５％
パターン２	「Ａ8 救急搬送後の入院」を「Ａ205 救急医療管理加算１該当患者」に置き換え	１～２％
パターン３	「Ｃ18 開腹手術」の所定日数を５日→４日へ変更	－１～０％

〈重症度，医療・看護必要度の該当患者割合別の分布（一般病棟７対１）パターン①〉　（n＝1,495）

（医療機関数）
600／500／400／300／200／100／0

現行
パターン１

点数の変化は
この認知症項目の
追加による影響。

中央社会保険医療協議会：総会（2017年12月6日 第376回）資料より引用，一部改変
©Mediflora2020

看護必要度の評価方法が2種類になった 2018年度の変更

　2018年度の看護必要度の変更における特徴として，データ分析に基づいた変更が行われるようになったことは先述のとおりですが，新しい評価方法で検討できるようになったことももう一つの特徴です。皆さんもご存じのとおり，「看護必要度Ⅱ」による評価です。別名を「診療実績データに基づいた評価」と表現されました。

　詳しくは第4章で述べますが，これは施設基準としてデータ提出加算を算定している病院が提出している「EFファイル」を活用する評価方法のことをいいます。「EFファイル」とは，病名や診療行為，患者属性等の情報が入っている全国で統一された「DPCデータ」のうち，診療実績の詳細が記されているデータで，特に看護必要度のA項目及びC項目について評価できるとされています。

　2018年度の診療報酬改定時にはさまざまな条件下で分析が行われ，先に述べたとおりA項目の「救急搬送後の入院」について看護必要度Ⅱでは評価しないこととなりました。その結果，看護必要度ⅠとⅡでは5％の差異ということがシミュレーションで示され（**図11**），この結果を受けて重症度基準割合が見直されました（**図11**では看護必要度Ⅱを「DPCデータでの該当患者割合」と表現しています）。

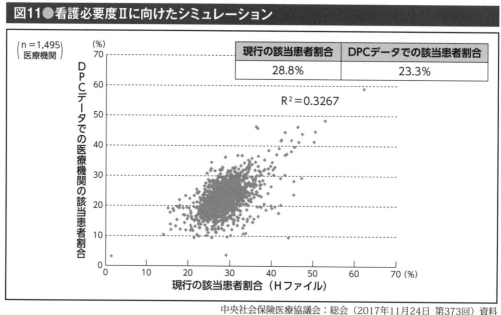

図11●看護必要度Ⅱに向けたシミュレーション

（n＝1,495 医療機関）

現行の該当患者割合	DPCデータでの該当患者割合
28.8%	23.3%

$R^2=0.3267$

縦軸：DPCデータでの医療機関の該当患者割合（%）
横軸：現行の該当患者割合（Hファイル）（%）

中央社会保険医療協議会：総会（2017年11月24日 第373回）資料
©Mediflora2020

この**図11**で注目すべきは，看護必要度ⅠとⅡの差異は平均5％なのですが，病院によっては，その差異が極端に大きい場合もある，ということです。

基本的に看護必要度ⅠとⅡの差異5％は，Ａ項目の「救急搬送後の入院」の有無によると考えるのが妥当ですが，それを超えて差が大きい場合，またはⅠよりもⅡの重症度割合が高い場合には，データ精度（特に看護必要度Ⅰのデータ精度）の問題が考えられます。

そのため，2018年度の看護必要度の変更では，看護必要度Ⅱの提出に関して「Ⅱを用いる場合は，届出前3月において，ⅠとⅡの基準を満たした上で，（Ⅱの重症度割合）－（Ⅰの重症度割合）＜4％であること」という要件が加わり，初めて看護必要度のデータ精度に言及しています。

今までの看護必要度は，基本的に人の手で記録され，評価が行われてデータが蓄積されており，そのデータ精度に言及することが難しい制度設計でした。それに対して看護必要度Ⅱによる評価は，Ａ項目とＣ項目を看護師が評価しなくてよいことから派生する看護業務負担軽減のみならず，確からしいデータが蓄積できるという一面もあることを強調したいと思います。

2018年度の変更でどうなった？ 注意すべき点は何だった？

さて，2018年度の看護必要度の変更においては，評価票及び重症度割合の基準値は**表3～5**のとおりになりました。

表5では，急性期一般入院料2・3の重症度基準について，色枠で囲んでいます。入院料2・3は他の入院料と異なり，看護必要度Ⅱの評価が必須であるということを示しています。

この2018年度における看護必要度の変更を受けて，特に医療現場が注意すべき点であったのは，「適切な在院日数のコントロール」と「重症度割合が容易にクリアできるようになった病院の安易な安心感」です。

今までも重要だった在院日数の適正化ですが，認知症の評価が該当患者割合の新基準として加わったことで，在院日数が長くなっても重症度割合が下がりにくくなったため，中長期的な病院全体の収益という視点からも重要性が高まりました。

これまでの急性期医療では，入院早期に手術等の処置や救急搬送に関する評価が行われることが多いことから，重症度割合に与える影響が大きいといえました。

表3●2018年度の看護必要度の変更における主な変更点のまとめ

変更点	変更内容
評価方法	診療実績データを用いた評価を選択制に（従来型を看護必要度Ⅰに，診療実績データを用いた評価を看護必要度Ⅱに）
評価項目	■看護必要度Ⅰ及びⅡ 以下2点 ①開腹5日→4日 ②「A得点1点かつB得点3点」かつ認知症項目いずれか1つが「あり」の場合も看護必要度該当患者へ ■看護必要度Ⅱのみ A項目「救急搬送」削除
提出ルール	・看護必要度Ⅰ及びⅡは3か月平均とする（3か月ルール適応なし） ※Ⅱを用いる場合は，届出前3月において，ⅠとⅡの基準を満たした上で，（Ⅱの重症度割合）－（Ⅰの重症度割合）＜4％ ※評価方法のみの変更を行う場合は，その切り替えは4月または10月であり，切り替える月の10日までに変更の届出を行うこと。
短期滞在手術3	該当する症例については従来通り，計算から除外
経過措置	200床未満の7対1病院については2年間の経過措置

©Mediflora2020

表4●2018年度の変更における看護必要度に係る評価票

A	モニタリング及び処置等	0点	1点	2点
1	創傷処置（①創傷の処置〈褥瘡の処置を除く〉，②褥瘡の処置）	なし	あり	－
2	呼吸ケア（喀痰吸引のみの場合を除く）	なし	あり	－
3	点滴ライン同時3本以上の管理	なし	あり	－
4	心電図モニターの管理	なし	あり	－
5	シリンジポンプの管理	なし	あり	－
6	輸血や血液製剤の管理	なし	あり	－
7	専門的な治療・処置 （①抗悪性腫瘍剤の使用〈注射剤のみ〉， ②抗悪性腫瘍剤の内服の管理， ③麻薬の使用〈注射剤のみ〉， ④麻薬の内服，貼付，坐剤の管理， ⑤放射線治療， ⑥免疫抑制剤の管理， ⑦昇圧剤の使用〈注射剤のみ〉， ⑧抗不整脈剤の使用〈注射剤のみ〉， ⑨抗血栓塞栓薬の持続点滴の使用， ⑩ドレナージの管理， ⑪無菌治療室での治療）	なし	－	あり
8	救急搬送後の入院（2日間）⇒Ⅱでは除外	なし	－	あり

B	患者の状況等	0点	1点	2点
9	寝返り	できる	何かにつかまればできる	できない
10	移乗	介助なし	一部介助	全介助
11	口腔清潔	介助なし	介助あり	－
12	食事摂取	介助なし	一部介助	全介助
13	衣服の着脱	介助なし	一部介助	全介助
14	診療・療養上の指示が通じる	はい	いいえ	－
15	危険行動	ない	－	ある

C	手術等の医学的状況	0点	1点
16	開頭手術（7日間）	なし	あり
17	開胸手術（7日間）	なし	あり
18	開腹手術（4日間）	なし	あり
19	骨の手術（5日間）	なし	あり
20	胸腔鏡・腹腔鏡手術（3日間）	なし	あり
21	全身麻酔・脊椎麻酔の手術（2日間）	なし	あり
22	救命等に係る内科的治療（2日間） （①経皮的血管内治療 ②経皮的心筋焼灼術等の治療 ③侵襲的な消化器治療）	なし	あり

[該当患者の基準]

対象入院料・加算	基準
一般病棟用の重症度，医療・看護必要度	・A得点2点以上かつB得点3点以上 ・A得点3点以上 ・C得点1点以上 ・A得点1点以上かつB得点3点以上かつB14又はB15が1点以上

2018年度改定ポイントを色字で示しています

©Mediflora2020

26

表5●2018年度の変更における看護必要度重症度割合基準値

▶一般病棟用の重症度，医療・看護必要度の見直し及び入院医療の評価体系の見直し等に伴い，入院料等の施設基準に定められている該当患者割合要件について，見直しを行う。

（　）内は200床未満の経過措置

現行の基準を満たす患者割合の要件		改定後の基準を満たす患者割合の要件		
			重症度，医療・看護必要度 I	重症度，医療・看護必要度 II
一般病棟7対1入院基本料	25%（23%）	急性期一般入院料1	30%	25%
		急性期一般入院料2	−（27%）	24%（22%）
		急性期一般入院料3	−（26%）	23%（21%）
看護必要度加算1（一般）	24%	急性期一般入院料4	27%	22%
看護必要度加算2（一般）	18%	急性期一般入院料5	21%	17%
看護必要度加算3（一般）	12%	急性期一般入院料6	15%	12%
7対1入院基本料（特定，専門）	25%（23%）	7対1入院基本料（特定，専門）	28%	23%
看護必要度加算1（特定，専門）	24%	看護必要度加算1（特定，専門）	27%	22%
看護必要度加算2（特定，専門）	18%	看護必要度加算2（特定，専門）	21%	17%
看護必要度加算3（特定，専門）	12%	看護必要度加算3（特定，専門）	15%	12%
7対1入院基本料（結核）	10%	7対1入院基本料（結核）	11%	9%
総合入院体制加算1・2	30%	総合入院体制加算1・2	35%	30%
総合入院体制加算3	27%	総合入院体制加算3	32%	27%
急性期看護補助体制加算 看護職員夜間配置加算	6%	急性期看護補助体制加算 看護職員夜間配置加算	7%	5%
看護補助加算1	5%	看護補助加算1	6%	5%
地域包括ケア病棟入院料 特定一般病棟入院料の注7	10%	地域包括ケア病棟入院料 特定一般病棟入院料の注7	10%	8%

厚生労働省：平成30年度診療報酬改定の概要 医科 I （平成30年3月5日版）より引用，一部改変

©Mediflora2020

しかし，在院日数が長くなっても治癒につながるとは限らない認知症の評価が加わったことで，在院日数が長くなっても重症度割合が下がりにくくなり，むしろ高まる例も出てきてしまうことになりました。特にDPC対象病院では，在院日数が不要に長くなることで，収益UPの指標である機能評価係数 II [i] に含まれる効率性係数が下がることにつながってしまいます。

　つまり，2018年度の変更によって，重症度割合と入院単価とのバランスを考えた病棟運営の重要性が増したといえます。

　2018年度以前の看護必要度の変更は，重症度割合の基準値が引き上がるなど，

----

　i）機能評価係数 II ：医療機関が担うべき役割や機能を評価する係数を前年度の実績を基にして計算され係数化されたもので，翌年の収入（DPC包括金額）に上乗せされる。6つのカテゴリーがあり，特に病院が努力できる効率性係数という在院日数の適正化を評価する係数について今回取り上げている。

多くの急性期病院に対して厳しいと感じられる内容が続いていました。しかし，2018年度の変更では，認知症の評価が新基準として加わったことで，重症度割合の基準のクリアが容易になった病院が出てきました。そのような病院の特徴としては，重症度割合を上げるA項目やC項目に該当する患者を集患できなくても，高齢者が多く認知症患者が多いということが考えられます。

　本来，急性期病院の定義を考えるのであれば，救急搬送や手術症例がある程度集まることが急性期病院たる在り方だといえますが，このような病院では，例えば「A項目心電図モニターあり＋認知症2項目あり」となり，肺炎・誤嚥性肺炎が多く集まり，重症度割合が高まることになります。また，重症度割合が50%近くまで高くなってしまった旧10対1病院も出ました。

　こうなると，「（2年間しか経っていないし，次の変更でも看護必要度については）大丈夫だろう」という雰囲気が院内で生まれてしまい，行わなければならない急性期病院としての集患対策が鈍ってしまうことが考えられます。

　先述したとおり，急性期病院としての実績について看護必要度以外の指標も議論されているため，診療報酬改定全体の流れを把握していればこのような思考にはなりませんが，忙しい業務の中で，見直された内容を把握すればよいという姿勢でいると，早ければ2年後にしっぺ返しが起こることになります。ある意味，2018年度の看護必要度の変更は，急性期病院における正しい危機意識を試すものであったといえるかもしれません。

2020年度の変更に向けて議論されたこと

　これまでの看護必要度の変更を受け，2020年度の変更に向けて以下が話し合われました。これまでの話を総合すると，変更には連続性があることが読み取れると思います。第2章で詳しくお話ししていきましょう。

1．新基準（A1点以上＋B3点以上かつ認知症2項目いずれかがあり）の影響はどうなのか⇒本当に急性期病院としてあるべき患者像なの？
2．病床規模による配慮は必要？
3．Ⅱの影響をどう考える？　看護部門の業務負担軽減は？
4．A項目C項目について，本当に入院が必要な処置が評価されているの？
5．Ⅱで除外されている救急搬送の扱いはどうするの？

まとめ：看護必要度の歴史を知ることは
急性期病院としての中長期経営計画策定に必要

　看護必要度の歴史について，特に2018年度の変更を詳しく解説してきました。ここまで読み進めていただくと，「なぜ歴史を知る必要があるか」を理解いただけたと思います。

　看護必要度は急性期病院としての施設基準の根幹を担うものになっていますが，「何となく」の理解で十分であると考えている病院が多いように感じています。筆者は，「何となく」という理解ではこれから先の急性期病院としての生き残りは難しくなっていくと考えます。

　看護必要度の変更の歴史を知ることで，今後どのような制度設計となっていくかを想像することもできます。また，ところどころで看護必要度以外について述べましたが（入院料の抜本的な変更やDPC制度について等），看護必要度は他の診療報酬制度のさまざまな要素とも関連しています。

　「制度の理解」というと「苦手だな」と感じる方もいるかもしれません。しかし，これを機会に興味を持ってもらえると嬉しいです。

引用・参考文献
1）中央社会保険医療協議会：入院医療等の調査・評価分科会（2017年6月21日 平成29年度第3回）資料
2）厚生労働省：令和2年度診療報酬改定説明資料等について 説明資料01 令和2年度診療報酬改定の概要（令和2年3月5日版）
3）中央社会保険医療協議会：総会（2018年2月7日 第389回）資料
4）中央社会保険医療協議会：総会（2019年11月15日 第433回）資料
5）中央社会保険医療協議会：総会（2017年12月6日 第376回）資料
6）中央社会保険医療協議会：総会（2017年11月24日 第373回）資料
7）厚生労働省：平成30年度診療報酬改定の概要 医科Ⅰ（平成30年3月5日版）

2020 (令和2) 年度 診療報酬改定における 看護必要度の変更の論点

point

1. 2018 (平成30) 年度診療報酬改定が医療現場に与えた影響を知ろう
   ⇒公開データの正しい見方も一緒に学ぼう!

2. 2020年度診療報酬改定で看護必要度として話し合われた視点は主に5点。
   話し合いの経緯を把握しよう

3. 2022 (令和4) 年度以降も課題になりそうな点を探ろう!

以上を念頭に置いて読み進めてください。特に,
3番目「2022年度以降も課題になりそうな点を
探ろう!」に注意してみましょう。

看護必要度を考えるに当たり知っておきたい 2020年度診療報酬改定の特徴を押さえよう

　それでは,2020年度の看護必要度の変更について,話し合いの流れを追って
いきましょう。まずは2020年度診療報酬改定の特徴について押さえておきま
しょう。

　表1は2020年度診療報酬改定の基本方針を示したものです。今,中長期的な
視点として2025 (令和7) 年の地域包括ケアシステムの確立に向けて診療報酬
改定が進んでいます。これは,2018年度診療報酬改定までの基本方針の流れを
汲んでいますが,4つの基本的視点の並び順が変わっています。

　2018年度診療報酬改定では1番目に「医療機能の分化・強化,連携と地域包
括ケアシステムの推進」が掲げられていましたが,2020年度診療報酬改定では
3番目になっています。また,2018年度診療報酬改定では3番目に掲げられて
いた「医療従事者の負担軽減,医師等の働き方改革の推進」が,2020年度診療

表1●2020年度診療報酬改定の基本方針

改定に当たっての基本認識

- ▶ 健康寿命の延伸，人生100年時代に向けた「全世代型社会保障」の実現
- ▶ 患者・国民に身近な医療の実現
- ▶ どこに住んでいても適切な医療を安心して受けられる社会の実現，医師等の働き方改革の推進
- ▶ 社会保障制度の安定性・持続可能性の確保，経済・財政との調和

改定の基本的視点と具体的方向性

1　医療従事者の負担軽減，医師等の働き方改革の推進【重点課題】

【具体的方向性の例】
- ・医師等の長時間労働などの厳しい勤務環境を改善する取組の評価
- ・地域医療の確保を図る観点から早急に対応が必要な救急医療体制等の評価
- ・業務の効率化に資するICTの利活用の推進

3　医療機能の分化・強化，連携と地域包括ケアシステムの推進

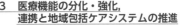

【具体的方向性の例】
- ・医療機能や患者の状態に応じた入院医療の評価　◀看護必要度
- ・外来医療の機能分化
- ・質の高い在宅医療・訪問看護の確保
- ・地域包括ケアシステムの推進のための取組

2　患者・国民にとって身近であって，安心・安全で質の高い医療の実現

【具体的方向性の例】
- ・かかりつけ機能の評価
- ・患者にとって必要な情報提供や相談支援，重症化予防の取組，治療と仕事の両立に資する取組等の推進
- ・アウトカムにも着目した評価の推進
- ・重点的な対応が求められる分野の適切な評価
- ・口腔疾患の重症化予防，口腔機能低下への対応の充実，生活の質に配慮した歯科医療の推進
- ・薬局の対物業務から対人業務への構造的な転換を推進するための所要の評価の重点化と適正化，院内薬剤師業務の評価
- ・医療におけるICTの利活用

4　効率化・適正化を通じた制度の安定性・持続可能性の向上

【具体的方向性の例】
- ・後発医薬品やバイオ後続品の使用促進
- ・費用対効果評価制度の活用
- ・市場実勢価格を踏まえた適正な評価等
- ・医療機能や患者の状態に応じた入院医療の評価（再掲）
- ・外来医療の機能分化，重症化予防の取組の推進（再掲）
- ・医師・院内薬剤師と薬局薬剤師の協働の取組による医薬品の適正使用の推進

厚生労働省：令和2年度診療報酬改定説明資料等について　説明資料01 令和2年度診療報酬改定の概要（令和2年3月5日版）より引用，一部改変
©Mediflora2020

報酬改定では1番目に掲げられているだけでなく，【重点課題】とされています。今まで基本的視点について重点課題というタイトルが付いたことはなく，2020年度診療報酬改定の特徴の一つといえます。

　看護必要度は，2020年度診療報酬改定で3番目の「医療機能の分化・強化，連携と地域包括ケアシステムの推進」に関係するものです。2020年度診療報酬改定における看護必要度の扱いは，基本方針の中では特別上位というわけではありませんが，骨幹を成す一つであることは間違いありません。

　基本方針の他，スケジュールにも2020年度診療報酬改定の特徴が見られます。**表2**は2020年度診療報酬改定に向けたスケジュールです。今までとの大きな違いは，2ラウンド制を取っていることです。第1ラウンドで2018年度診療報酬改定の影響が調査され，改定に向けた意見が出された後，第2ラウンドで具体的な改定内容の検討が行われるという流れです。

表2●2020年度診療報酬改定に向けた主な検討スケジュール

	2019年									2020年		
	4	5	6	7	8	9	10	11	12	1	2	3
中医協総会	第1ラウンド →						第2ラウンド →			諮問・答申・附帯意見 →		
				意見の整理								
診療報酬改定結果検証部会	2018年度調査総会報告 →		2019年度調査実施 →			2019年度調査総会報告 →						
保険医療材料専門部会			議論, 業界意見聴取 →			議論, 業界意見聴取 →		とりまとめ →	総会報告 →			
薬価専門部会			議論, 業界意見聴取 →			議論, 業界意見聴取 →		とりまとめ →	総会報告 →			
医療技術評価分科会	技術提案書募集		提案書評価						とりまとめ →	総会報告		
						先進医療会議とりまとめ, 報告 →						
入院医療等の調査・評価分科会			2018年度調査報告, 議論 →				とりまとめ →	総会報告 →				
	2019年度調査実施 →					報告, 議論 →						
各種調査 ・材料価格調査 ・薬価調査 ・医療経済実態調査	2019年度調査実施 →						総会報告					

中央社会保険医療協議会：総会（2019年3月6日 第410回）資料
©Mediflora2020

　この2ラウンド制になったことで全体的に結論までの流れが遅くなり，特に看護必要度においては，前回よりも具体的な改定内容がシミュレーションされるタイミングが非常に遅くなりました。

　第1章（P.22）で述べたように，2018年度診療報酬改定時は，改定前年11月にシミュレーションの視点が出され，12月頭にシミュレーション分析の結果が示されていました。ところが，2020年度診療報酬改定におけるシミュレーションでは，改定前年の12月下旬に視点が示され（一部は示されず），シミュレーションの結果は最終的な改定内容として，改定年である2020年1月15日に示されています（詳しくはP.48以降で解説します）。

　多くの病院で新基準対応のシミュレーションに追われ，特に2020年度診療報酬改定の影響が大きい一部の急性期一般入院料1（旧7対1入院料を算定している病院）にとっては，早急な対策が必要な状況になりました。多くの病院では看護必要度の経過措置は半年間ありますが，看護必要度の場合は小手先の対応ですぐに重症度割合が改善するものではなく，集患対策から適正ベッドコントロール，必要に応じて地域医療連携体制の見直しが必要になるため，その成果を出すには時間が掛かります。

　可能性として，国として看護必要度における具体的な新基準をギリギリまで出さないことで，急性期一般入院料1の病床数を少なくするというねらいもあったかもしれません。いずれにせよ，今後の診療報酬改定においても，看護必要度の

具体的な新基準が示される時期は，同年1月になる可能性は低くないと考えます。つまり，診療報酬改定が決まってから看護必要度の新基準のみを把握し，それから対応を検討するというスケジュールでは遅いということです。

　これからの急性期病院は，診療報酬改定の流れを読み解き，自院の急性期病院として在るべき方向性を考えた中長期計画を立てて行動するという，適切な情報収集能力とスピード感が求められてきていると考えます。

2018年度看護必要度の変更の影響を振り返る
～第1ラウンドにおける分析

　それでは，2020年度診療報酬改定における看護必要度の変更で議論されたことを振り返りましょう。まずは第1ラウンドで話し合われた変更内容がどのように影響したのかを見ていき，さらに中央社会保険医療協議会（以下，中医協）の会議の中でどのようなコメントがなされたのか読み解いていきます。

　公開データを読み解く際には注意点があります。まず，結果だけではなく，N数（分析に使われたデータ数）等の分析対象にも目を向けるようにしましょう。

　中医協の会議の中で示されるデータは，年度ごとに行われる入院医療等における実態調査やDPCデータを活用しています。国が提出している分析資料ですので，対象となる分析データは全国のデータから対象となる全データが抽出されて分析されているはずだと考えがちですが，公開されている分析結果は必ずしもそうとはいい切れません。

　例えば，入院医療等における実態調査の回収率は100％に遠く及びません[1]。また，DPCデータのうち看護必要度データであるHファイルだけを取り上げても，毎日全患者に対して記録されているものになりますので，1つの病院でも膨大なデータ量になります。さらに，病院によりデータ精度（看護必要度のみならず病名付け等のDPCデータそのものを含めて）に課題があると思われるデータもあります。これらさまざまな理由から，中医協で公開されているデータ分析は全数調査によるものではないようです。

　また，データ期間についても，1カ月程度の短い期間である場合もあります。したがって，公開データと自院のデータの小さな差異に一喜一憂するのではなく，あくまで公開データは参考程度ということと，中医協の意図する分析結果が示されている（＝何らかの意図があって作成された分析結果である）可能性もゼ

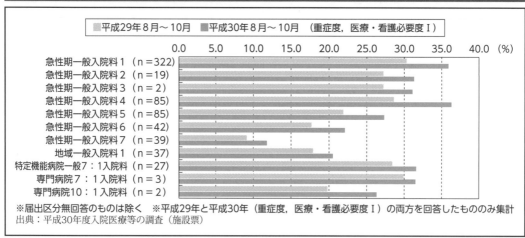

**図1●改定前後における重症度，医療・看護必要度の基準を満たす患者の割合
（平成29年・平成30年のいずれも回答した施設の比較）**

■平成29年8月〜10月　■平成30年8月〜10月　（重症度，医療・看護必要度Ⅰ）

| | 0.0 | 5.0 | 10.0 | 15.0 | 20.0 | 25.0 | 30.0 | 35.0 | 40.0 (%) |

急性期一般入院料1（n＝322）
急性期一般入院料2（n＝19）
急性期一般入院料3（n＝2）
急性期一般入院料4（n＝85）
急性期一般入院料5（n＝85）
急性期一般入院料6（n＝42）
急性期一般入院料7（n＝39）
地域一般入院料1（n＝37）
特定機能病院一般7：1入院料（n＝27）
専門病院7：1入院料（n＝3）
専門病院10：1入院料（n＝2）

※届出区分無回答のものは除く　※平成29年と平成30年（重症度，医療・看護必要度Ⅰ）の両方を回答したもののみ集計
出典：平成30年度入院医療等の調査（施設票）

中央社会保険医療協議会：入院医療等の調査・評価分科会（2019年6月19日 令和元年度第3回）資料
©Mediflora2020

ロではないかもしれない，ということを考慮しましょう。そのため，公開データを見る時には，何のデータを用いて分析されたものなのか，Ｎ数とデータ期間はどうなっているのか，ということを確認する癖をつけましょう。

　まず，第1ラウンドで示された診療報酬改定前後の重症度割合の比較（看護必要度Ⅰ）を見ていきましょう（**図1**）。

　大体，診療報酬改定後のデータは，病院が看護必要度の変更内容に影響されている様子が見て取れるものです。第1章で示したとおり，急性期一般入院料1の場合，変更時のシミュレーションでは看護必要度Ⅰは新基準（「Ａ1点以上・Ｂ3点以上＋認知症の項目いずれかあり」について，2020年度診療報酬改定では新基準と表現されています）の＋5％の影響を受けて30％程度，そこから救急搬送後の入院を除いたマイナス5％した値25％程度が看護必要度Ⅱという数値が示されていました。

　実際の数値は**図1**のとおり，急性期一般入院料1で看護必要度Ⅰは30.3％，看護必要度Ⅱは35.9％，ⅠとⅡの差は5.6％となっています。この結果は変更前のシミュレーションと同程度であるとして，該当割合は妥当であるとの考えが示されました。基準の変更により，全国的に新基準である認知症のチェック体制がより強化された影響もあり，シミュレーション結果よりも基準変更による差が大きくなったものと考えられます。

　図2は看護必要度Ⅰの差を表しています。注目点は，急性期一般入院料4（旧制度の10対1）が，他の入院料に比べて変更後に重症度割合が高くなっている点

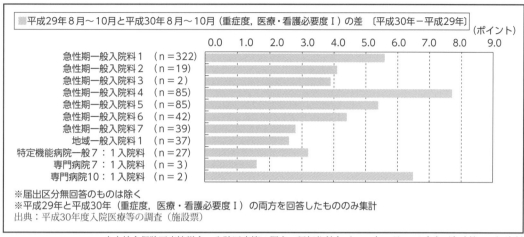

図2●改定前後における重症度，医療・看護必要度の基準を満たす患者割合の差
（平成29年・平成30年のいずれも回答した施設の比較）

■平成29年8月〜10月と平成30年8月〜10月（重症度，医療・看護必要度Ⅰ）の差　〔平成30年－平成29年〕

※届出区分無回答のものは除く
※平成29年と平成30年（重症度，医療・看護必要度Ⅰ）の両方を回答したもののみ集計
出典：平成30年度入院医療等の調査（施設票）

中央社会保険医療協議会：入院医療等の調査・評価分科会（2019年6月19日 令和元年度第3回）資料
©Mediflora2020

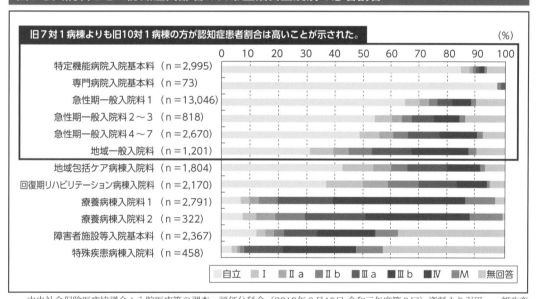

図3●入院料ごとの認知症高齢者の日常生活自立度別の患者割合

旧7対1病棟よりも旧10対1病棟の方が認知症患者割合は高いことが示された。

中央社会保険医療協議会：入院医療等の調査・評価分科会（2019年6月19日 令和元年度第3回）資料より引用，一部改変
©Mediflora2020

です。なぜ，旧7対1病院に比べて旧10対1病院の方が，2018年度の変更による重症度割合が高いのでしょうか。これは，新基準として加わった「A項目1点以上かつB項目3点以上＆認知症の2項目いずれかがあり」の影響が関係しています。

　図3は「入院料ごとの日常生活自立度別の患者割合」を表しています。太枠内は2018年度変更前の一般病棟入院料です。上位から下位にいくに従って重症度割

合の基準が下がっていくので，上位は急性期度合いが高いことになります。

　この図3を見ると，「急性期度合いが低くなっていく＝下位の入院料になるにつれて認知症患者が多く，自立度は低い」ことが読み取れます。新基準は認知症の症状を評価したものですので，旧7対1病院よりも旧10対1病院の方が，2018年度の変更により重症度割合が高くなっていることが分かります。

　ここで，自然と疑問が湧きます。看護必要度は急性期度合いを測るツールであるはずです。しかし，新基準の登場により，旧7対1病院よりも急性期度合いが低いと思われる旧10対1病院の評価が上がってしまっています。勘の良い皆さんならば，「これは2020年度の看護必要度の変更では何らかのメスが入る可能性が高い」と思ったと思います。

　中医協が診療報酬改定に向けた話し合いで示す資料は，基本的には結果だけを共有するために公開されているのではなく，改定を視野に入れて分析された資料が公開されています。特に，同じ分析の視点について数枚分析スライドが続いている（かつ，コメントに改定に直結する内容が含まれる）ものは要注意です。分析に込められているメッセージを推測して読み進めていくと，改定の具体的な方向性を予測することができますので，中医協の資料をおもしろく読み解くことができます。

　「中医協で示される分析資料について要注意です」と述べましたが，次に示す病床規模別の分析は，2020年度の変更に直接反映されていません。

　2020年度の看護必要度の変更では，分析の視点が第1ラウンドで大まかに話し合われ，実際に分析したものが公開されるという流れになっています。この分析に関した事前の話し合いでは，「病床規模別に違いがあるのではないか」という視点が出され，2019年6月19日に公開された資料の中にも病床別の視点から行われた分析がいくつか示されています。そのうちの一つが図4です。

　図4の他の病床規模別の分析でも，100床区切りで分析がされており，ザックリとした傾向として「99床以下を除けば，規模の小さな病院ほど，❶高齢の入院患者が多い，❷要介護状態の入院患者が多い，❸認知症高齢者の自立度が低い患者が多い」ということが示されました（ちなみに，99床以下の病院は専門病院等が多いため疾患構成が特徴的となり，このとおりではありません）。病床規模別で分析が行われたことは，病床規模に応じた看護必要度における重症度割合を検討した方がよいのではないかという仮説のもと分析されたものであると推測できます。

　しかし，そもそも病床規模が小さな病院の方が，旧7対1よりも旧10対1を選択していることが多いのです。これら分析結果については，病床規模の小さな病院の患者の方が，高齢者の占める割合が高いことが示されたにとどまり，中医

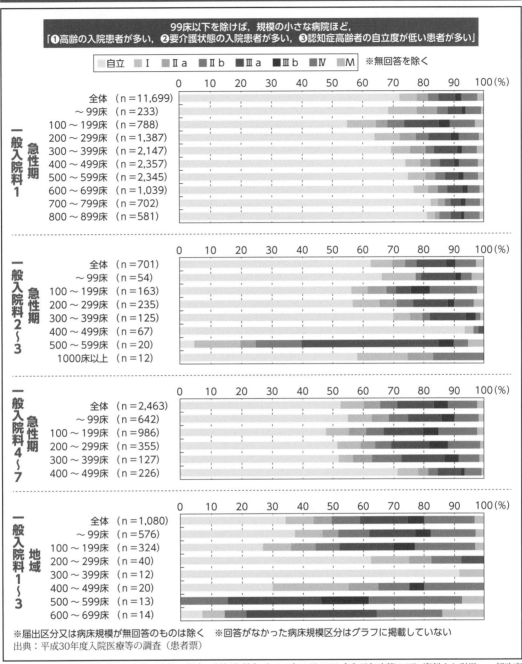

図4●入院料×病床規模の認知症高齢者の日常生活自立度別の患者割合

99床以下を除けば，規模の小さな病院ほど，
「❶高齢の入院患者が多い，❷要介護状態の入院患者が多い，❸認知症高齢者の自立度が低い患者が多い」

自立 I Ⅱa Ⅱb Ⅲa Ⅲb Ⅳ M ※無回答を除く

一般入院料1 急性期
全体 （n＝11,699）
～99床 （n＝233）
100～199床 （n＝788）
200～299床 （n＝1,387）
300～399床 （n＝2,147）
400～499床 （n＝2,357）
500～599床 （n＝2,345）
600～699床 （n＝1,039）
700～799床 （n＝702）
800～899床 （n＝581）

一般入院料2〜3 急性期
全体 （n＝701）
～99床 （n＝54）
100～199床 （n＝163）
200～299床 （n＝235）
300～399床 （n＝125）
400～499床 （n＝67）
500～599床 （n＝20）
1000床以上 （n＝12）

一般入院料4〜7 急性期
全体 （n＝2,463）
～99床 （n＝642）
100～199床 （n＝986）
200～299床 （n＝355）
300～399床 （n＝127）
400～499床 （n＝226）

一般入院料1〜3 地域
全体 （n＝1,080）
～99床 （n＝576）
100～199床 （n＝324）
200～299床 （n＝40）
300～399床 （n＝12）
400～499床 （n＝20）
500～599床 （n＝13）
600～699床 （n＝14）

※届出区分又は病床規模が無回答のものは除く　※回答がなかった病床規模区分はグラフに掲載していない
出典：平成30年度入院医療等の調査（患者票）

中央社会保険医療協議会：入院医療等の調査・評価分科会（2019年6月19日 令和元年度第3回）資料より引用，一部改変
©Mediflora2020

協の中の議論では大きく扱われませんでした。

　結果的に2020年度の看護必要度の変更内容に踏み込んだ分析ではありません
でしたが，「変更に当たり，中医協がどのような視点を持っていたのか」という
ことを，2022年度以降の看護必要度の変更の経過を追う際に頭に入れておくと
よいでしょう。

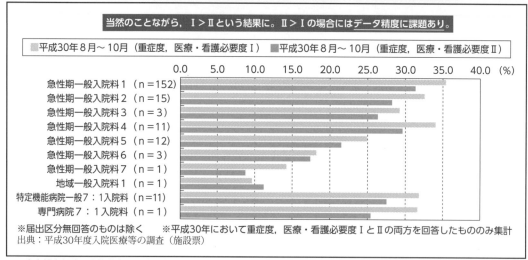

図5●重症度, 医療・看護必要度Ⅰ及びⅡの基準を満たす患者の割合
（平成30年においてⅠ・Ⅱいずれも回答した施設の比較）

当然のことながら, Ⅰ＞Ⅱという結果に。Ⅱ＞Ⅰの場合にはデータ精度に課題あり。

■平成30年8月～10月（重症度, 医療・看護必要度Ⅰ）　■平成30年8月～10月（重症度, 医療・看護必要度Ⅱ）

※届出区分無回答のものは除く　※平成30年において重症度, 医療・看護必要度ⅠとⅡの両方を回答したもののみ集計
出典：平成30年度入院医療等の調査（施設票）

中央社会保険医療協議会：入院医療等の調査・評価分科会（2019年6月19日 令和元年度第3回）資料より引用，一部改変
©Mediflora2020

　図5は，看護必要度Ⅰ・Ⅱの値について，どちらも回答した病院の重症度割合を表したものです。いずれの入院料も，看護必要度Ⅰよりも看護必要度Ⅱの方が重症度割合は低くなっています。もし，重症度割合の差が逆転し，看護必要度Ⅰ＜看護必要度Ⅱとなっていたならば，データ精度に課題がある可能性が高いといえます。

第2ラウンドにおける分析～判定基準について

　第1ラウンドでは，2018年度診療報酬改定の影響が分析資料として示されました。それらの分析結果を受け，2019年9月から始まった第2ラウンドでは，さらに分析が行われました。まず示されたのは，今まで看護必要度関連の変更の視点として扱われてこなかった「重症度割合の各基準を満たす患者の割合」です。

　分析結果を紹介する前に，この分析が何を意味していて，何を読み取ることができるのか整理しましょう。

　看護必要度における重症度割合に対する分析の視点はさまざまありますが，主に次の2つの視点を押さえておきましょう。

・**分析の視点①**：看護必要度Ⅰ・Ⅱに該当する患者のうちの基準別の割合

　➡自院の重症度割合の重み付けを理解することができる

　➡特に新基準（Ａ1点Ｂ3点以上かつ認知症いずれかあり）の割合が高すぎな

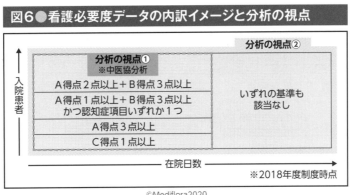

図6●看護必要度データの内訳イメージと分析の視点

分析の視点②

分析の視点①
※中医協分析

A得点2点以上＋B得点3点以上

A得点1点以上＋B得点3点以上
かつ認知症項目いずれか1つ

A得点3点以上

C得点1点以上

いずれの基準も
該当なし

入院患者者 → 在院日数 →

※2018年度制度時点

©Mediflora2020

いかどうか，他病院の割合を参考に確認することが大切

・**分析の視点②：全データのうちの基準別の割合**

➡全体の入院単価と連携するため，経営指標としては適当

➡在院日数が影響する場合もあることを理解した上で他病院と比較を行うことで，問題点を把握しやすい

　図6は，看護必要度データの内訳を分かりやすくイメージ化したものです。看護必要度データは，「入院患者数×在院日数＝延べ在院日数（正確には，看護必要度の計算式に含まれるもののみ）」を基礎に，重症判定基準で「あり」となったものの割合が重症度割合となります。基準別に占めている部分を分けていますが，看護必要度データの中には2つ以上の基準に該当する日もあることを補足しておきます。

　2020年度の第2ランドで出てきた分析は，「分析の視点①」に該当した，看護必要度判定基準で「あり」となったデータの基準別の割合です。先述したとおり，重複しているものを含んでいるため，すべてを足し算しても100％とはなりません。

　これに対して「分析の視点②」では，「分析の視点①」と異なり，看護必要度判定基準に該当しないものも含めた分析となります。この2つは，同じ看護必要度データを用いた同じような視点の分析ですが，意味合いが違ってきます。

　上記，分析の視点による結果の見え方の違いを把握し，自院分析の参考にしてもらいたいと思います。

　図7，8は，「分析の視点①」に基づいて作られた分析資料から要点を抜き出し加工しています。この分析で強調されていたのは，「新基準に該当する割合は4割程度である」ことと，「新基準に該当する患者のうち，他の基準と重複がないものが4割，次いで多いのがA2点以上かつB3点以上が3割程度である」ということです。

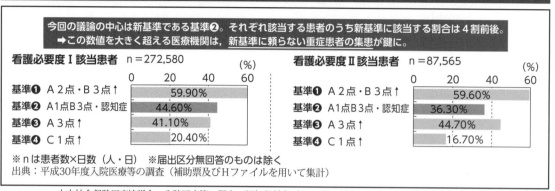

図7●各基準を満たす患者の割合

今回の議論の中心は新基準である基準❷。それぞれ該当する患者のうち新基準に該当する割合は4割前後。
➡この数値を大きく超える医療機関は，新基準に頼らない重症患者の集患が鍵に。

看護必要度Ⅰ該当患者 n＝272,580

基準		割合
基準❶	A2点・B3点↑	59.90%
基準❷	A1点B3点・認知症	44.60%
基準❸	A3点↑	41.10%
基準❹	C1点↑	20.40%

看護必要度Ⅱ該当患者 n＝87,565

基準		割合
基準❶	A2点・B3点↑	59.60%
基準❷	A1点B3点・認知症	36.30%
基準❸	A3点↑	44.70%
基準❹	C1点↑	16.70%

※nは患者数×日数（人・日）　※届出区分無回答のものは除く
出典：平成30年度入院医療等の調査（補助票及びHファイルを用いて集計）

中央社会保険医療協議会：入院医療等の調査・評価分科会（2019年9月5日 令和元年度第6回）資料より引用，一部改変
©Mediflora2020

図8●各基準の重複（新基準該当患者のみ）

新基準は他基準の重複の無いものに次いで基準❶であるA2点B3点との重複が多かったことが示されています。

看護必要度Ⅰ n＝121,662

A2点B3点↑	A3点↑	C1点↑	(%)
×	×	×	41.8%
○	×	×	29.4%
×	○	×	0.0%
×	×	○	1.3%
○	○	×	24.2%
○	×	○	1.1%
×	○	○	0.0%
○	○	○	2.2%

看護必要度Ⅰ n＝31,801

A2点B3点↑	A3点↑	C1点↑	(%)
×	×	×	42.8%
○	×	×	29.4%
×	○	×	0.0%
×	×	○	0.8%
○	○	×	24.4%
○	×	○	1.4%
×	○	○	0.0%
○	○	○	1.2%

中央社会保険医療協議会：入院医療等の調査・評価分科会（2019年9月5日 令和元年度第6回）資料より引用，一部改変
©Mediflora2020

　つまり問題は，「他の基準に何も該当していなかった重複なし4割は，どのような患者像なのか＝本当に急性期病院の在るべき姿として妥当？」ということです。
　新基準のみに該当していた患者について，その条件である「A1点以上」に該当する患者は，A項目のうち何に該当していたのかということを調べたのが図9です。第1章で「秋になると心電図モニターが指摘される」ことを述べましたが，2019年の秋にも同様のことが起こりました。診療報酬改定前年の秋は「心電図モニターの季節」といえそうですね。
　図9のとおり，他の項目を抑えて圧倒的に「心電図モニター」の存在が大きいことが分かります。中医協の議論の中では「A項目のうち，他と比べて心電図モニターは観察項目でしかない」といった指摘があり，看護必要度の項目から条件付きで外させるのではないかと考える人も多かったのですが，医療側から「心電

		B 3点（1点＋2点）									
		指示,危険	衣服2,指示	衣服1,危険	食事2,指示	食事1,危険	口腔,危険	移乗2,指示	移乗1,危険	寝返り2,指示	寝返り1,危険
A1点	血液製剤	1.2%	0.0%	0.0%	0.0%	0.4%	0.0%	0.0%	0.8%	0.0%	0.0%
	シリンジポンプ	0.0%	0.0%	0.0%	0.0%	0.0%	0.0%	0.0%	0.0%	0.0%	0.0%
	モニター	11.9%	0.4%	2.5%	0.0%	0.0%	5.3%	1.2%	4.1%	1.2%	0.4%
	点滴3本	1.6%	0.4%	1.2%	0.0%	0.0%	0.0%	0.0%	0.4%	0.0%	0.0%
	呼吸ケア	0.8%	0.0%	0.0%	0.0%	0.4%	0.0%	0.0%	0.0%	0.0%	0.0%
	創傷処置	0.4%	2.9%	0.4%	0.0%	0.0%	2.0%	0.0%	0.4%	0.0%	2.0%

		B 3点（1点×3）									
		食事,衣服,指示	口腔,衣服,指示	口腔,食事,指示	移乗,衣服,指示	移乗,口腔,指示	移乗,口腔,指示	寝返り,衣服,指示	寝返り,食事,指示	寝返り,口腔,指示	寝返り,移乗,指示
A1点	血液製剤	0.0%	0.0%	0.0%	0.0%	0.0%	0.0%	0.0%	0.0%	0.0%	0.0%
	シリンジポンプ	0.0%	0.0%	0.0%	0.0%	0.0%	0.0%	0.0%	0.0%	0.0%	0.0%
	モニター	0.0%	2.5%	4.1%	11.1%	0.8%	3.7%	1.2%	0.0%	4.1%	6.1%
	点滴3本	0.0%	0.4%	0.0%	0.4%	0.0%	0.0%	0.8%	0.0%	0.0%	0.8%
	呼吸ケア	0.0%	1.6%	2.0%	5.3%	0.0%	0.4%	0.4%	0.4%	1.2%	1.6%
	創傷処置	0.0%	0.0%	0.0%	3.7%	0.0%	0.0%	2.5%	0.0%	1.6%	0.0%

※A1点＋B4点以上の患者における割合（n＝13,628人日）

		B 4点以上
A1点	血液製剤	0.6%
	シリンジポンプ	1.2%
	モニター	62.8%
	点滴3本	4.7%
	呼吸ケア	20.5%
	創傷処置	10.3%

※A1点＋B3点の患者における割合（n＝244人日）
出典：平成30年度入院医療等の調査
　　　中央社会保険医療協議会：入院医療等の調査・評価分科会（2019年9月5日 令和元年度第6回）資料より引用，一部改変
©Mediflora2020

図モニターは必要で付けている。付けていることでさまざまな症状を予見することができ，不可欠である」といった要望があり，この時点でも心電図モニターの議論は宙に浮いた状態になっています。

　筆者の密かな希望としては，これだけ毎回指摘されているのですから，どうにか看護必要度Ⅱの移行とともに，必要な患者に対して行った処置項目としての意味合いが強まればよいかなと考えています。

　ここからの分析は，「新基準は本当に必要？」と疑問視している内容が続きます。**図10**は，「新基準のみに該当する患者は，実は急性期状態を脱した後ではないか？」という仮説のもと行われた分析です。結果，新基準に該当している患者のうち，新基準に該当する直前の状態を調べたところ，約半数が新基準以外のいずれの基準にも該当しないことが分かりました。

　確かに，よく考えてみると，認知症だったとしても全身状態が悪い急性期の状態では認知症の症状が表出しにくいのです。他にも，「入院から何日目で新基準のみに該当するのか」という分析も行われ，同様に入院当日ではなく入院から数日経過してから新基準に該当する症例が多いことが示されています。

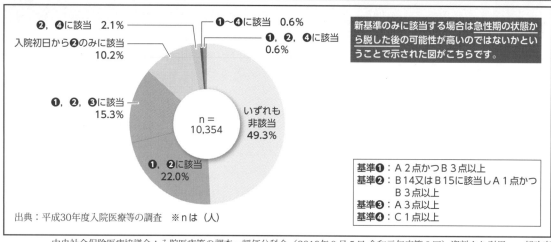

図10●新基準❷に該当する直前の基準該当の状況

❷，❹に該当　2.1%
入院初日から❷のみに該当 10.2%
❶，❷，❸に該当 15.3%
❶，❷に該当 22.0%

❶〜❹に該当　0.6%
❶，❷，❹に該当 0.6%
いずれも非該当 49.3%

n＝10,354

新基準のみに該当する場合は急性期の状態から脱した後の可能性が高いのではないかということで示された図がこちらです。

基準❶：A 2点かつB 3点以上
基準❷：B 14又はB 15に該当しA 1点かつ
　　　　B 3点以上
基準❸：A 3点以上
基準❹：C 1点以上

出典：平成30年度入院医療等の調査　※nは（人）

中央社会保険医療協議会：入院医療等の調査・評価分科会（2019年9月5日 令和元年度第6回）資料より引用，一部改変
©Mediflora2020

図11●新基準のみに該当する患者の年齢区分

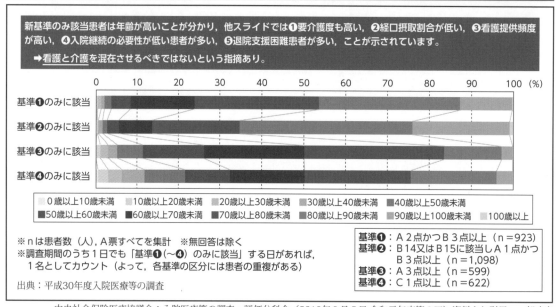

新基準のみ該当患者は年齢が高いことが分かり，他スライドでは❶要介護度も高い，❷経口摂取割合が低い，❸看護提供頻度が高い，❹入院継続の必要性が低い患者が多い，❺退院支援困難患者が多い，ことが示されています。
➡看護と介護を混在させるべきではないという指摘あり。

基準❶のみに該当
基準❷のみに該当
基準❸のみに該当
基準❹のみに該当

0　10　20　30　40　50　60　70　80　90　100　(%)

□0歳以上10歳未満　□10歳以上20歳未満　□20歳以上30歳未満　□30歳以上40歳未満　■40歳以上50歳未満
■50歳以上60歳未満　■60歳以上70歳未満　■70歳以上80歳未満　■80歳以上90歳未満　□90歳以上100歳未満　□100歳以上

※nは患者数（人），A票すべてを集計　※無回答は除く
※調査期間のうち1日でも「基準❶（〜❹）のみに該当」する日があれば，
　1名としてカウント（よって，各基準の区分には患者の重複がある）

基準❶：A 2点かつB 3点以上（n＝923）
基準❷：B 14又はB 15に該当しA 1点かつ
　　　　B 3点以上（n＝1,098）
基準❸：A 3点以上（n＝599）
基準❹：C 1点以上（n＝622）

出典：平成30年度入院医療等の調査

中央社会保険医療協議会：入院医療等の調査・評価分科会（2019年9月5日 令和元年度第6回）資料より引用，一部改変
©Mediflora2020

　極めつけは，新基準のみに該当する患者の特徴を表した**図11**です。**図11**の中で示しているように，「新基準のみに該当する患者は看護ではなく介護の要素が強いのではないか」ということで，看護と介護を混在すべきではないという指摘です。
　この時点で「新基準」に関する分析がこれだけ続いて示されているということは，2020年度診療報酬改定における看護必要度の基準には何らかの変更がなされる（＝新基準自体がなくなる可能性も大いにあり得る）ということが予測できます。こちらの分析資料が示されたのは2019年9月ですので，この情報が手元

図12●A項目専門的な治療処置の薬剤投与場所

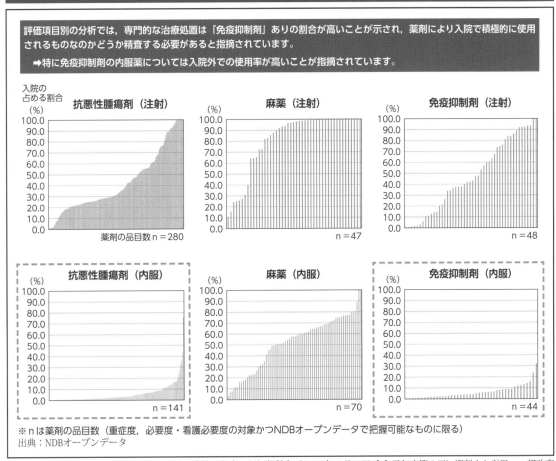

評価項目別の分析では，専門的な治療処置は「免疫抑制剤」ありの割合が高いことが示され，薬剤により入院で積極的に使用されるものなのかどうか精査する必要があると指摘されています。

➡特に免疫抑制剤の内服薬については入院外での使用率が高いことが指摘されています。

※nは薬剤の品目数（重症度，必要度・看護必要度の対象かつNDBオープンデータで把握可能なものに限る）
出典：NDBオープンデータ

中央社会保険医療協議会：入院医療等の調査・評価分科会（2019年9月5日 令和元年度第6回）資料より引用，一部改変
©Mediflora2020

にあれば，可能性として新基準の変更がどのような影響を与えるのか自院で独自にシミュレーションを行うことが可能です。

2020年度診療報酬改定時の第2ラウンドで行われた分析〜詳細項目の変更について（A／C項目）

　項目別の分析を見ていきましょう。2018年度診療報酬改定における看護必要度の変更では，データ分析に基づきC項目の日数について指摘があり，開腹手術の日数について変更されていましたが，2020年度の変更における視点は「そもそも入院で行う必要があるのか？」でした。

　A項目について，特に薬剤の投与場所が調べられたのが**図12**です。これは，入院とそれ以外で分けた場合，薬品別に入院で使用されている割合がどのくらい

図13●手術の入院実施割合（C項目改定の視点）

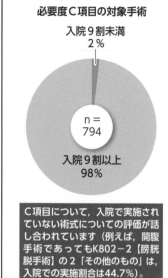

必要度C項目の対象手術

入院9割未満 2％
n＝794
入院9割以上 98％

C項目について，入院で実施されていない術式についての評価が話し合われています（例えば，開腹手術であってもK802-2【膀胱脱手術】の2「その他のもの」は，入院での実施割合は44.7％）。

入院の実施が9割未満の手術（例）

種別	診療行為	入院の割合
開胸手術	胸壁腫瘍摘出術	84.6%
	静脈形成術，吻合術（胸腔内静脈）	86.1%
開腹手術	膀胱脱手術（その他）	44.7%
	膀胱内凝血除去術	64.2%
	腹直筋離開手術	85.7%
骨の手術	骨腫瘍切除術（その他）	58.7%
	腐骨摘出術（手）	65.7%
	骨部分切除術（手）	70.0%
	骨腫瘍切除術（手）	78.9%
	関節切除術（手）	82.3%
	骨腫瘍切除術（足）	83.6%
	骨部分切除術（前腕）	84.1%
	骨部分切除術（その他）	84.4%
	骨部分切除術（上腕）	88.6%
胸腔鏡・腹腔鏡手術	腹腔鏡下卵管形成術	80.8%

※nは手術の種類数（重症度，必要度・看護必要度の対象かつNDBオープンデータで把握可能なものに限る）
出典：NDBオープンデータ

中央社会保険医療協議会：入院医療等の調査・評価分科会（2019年9月5日 令和元年度第6回）資料より引用，一部改変
©Mediflora2020

かを示したものです（一つひとつの棒グラフが1つの薬品を表しており，左から入院で採用している割合の低い薬品から高い薬品へ順に並んでいます）。特に**図12**の破線枠で示した内服の「抗悪性腫瘍剤」と「免疫抑制剤」については，入院で使用する割合が低いことが分かります。

9月にこの分析資料が出てから話し合いが進み，最終的に2019年12月20日に，抗悪性腫瘍剤については「導入期には副作用等を評価するために入院で必要な場合がある」と，引き続き評価されることになり，他方免疫抑制剤は内服薬を除外することになりました。

C項目も，A項目における薬剤の検討と同じ検討が行われています。**図13**は2018年度の変更における看護必要度Ⅱマスタ（レセプトコード別に何が看護必要度Ⅱの各項目に相当するか表した一覧表）内にある術式のうち，入院がメインで行われているのかどうかが分析されたものです。つまりは「重症度割合を上げるために，必ずしも入院の必要のない手術症例患者を入院させているのではないか」という視点です。

図13に記したように，9割以上の入院で実施されていない手術が2％程あることが指摘されています。重症度割合は急性期度合いを表すものであり，今後急性期一般入院料1を減らしていきたいという思惑を考えると，この必ずしも入院が必要でない手術の評価は是正されるだろうと考えるのが普通といえます。

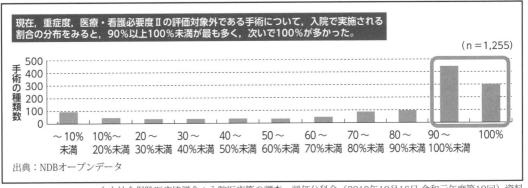

図14●手術等を入院で実施する割合（必要度Ⅱの対象外のもの）

現在，重症度，医療・看護必要度Ⅱの評価対象外である手術について，入院で実施される割合の分布をみると，90％以上100％未満が最も多く，次いで100％が多かった。

（n＝1,255）

出典：NDBオープンデータ

中央社会保険医療協議会：入院医療等の調査・評価分科会（2019年10月16日 令和元年度第10回）資料
©Mediflora2020

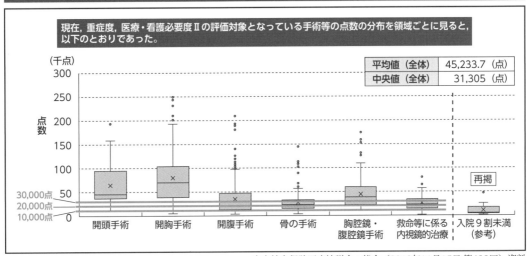

図15●重症度，医療・看護必要度Ⅱの評価対象となっている手術等の点数

現在，重症度，医療・看護必要度Ⅱの評価対象となっている手術等の点数の分布を領域ごとに見ると，以下のとおりであった。

平均値（全体）	45,233.7（点）
中央値（全体）	31,305（点）

中央社会保険医療協議会：総会（2019年11月15日 第433回）資料
©Mediflora2020

2018年度の変更における看護必要度Ⅱのマスタに<u>ない</u>手術のうち，90％以上入院で実施されるものも多いのではないか，と分析されたものが**図14**です。100％入院で実施されるものもあり，入院で実施する割合の高いものは急性期病院として在るべき姿となるＣ項目に新たに加えるべきなのではないか，という議論がなされました。

しかし，入院で実施する割合が高いすべての手術を追加するのではなく，一定の基準が必要ではないかという考えから，**図15**のように「点数のある程度高い手術に限った方がよいのではないか（点数が高い手術は低い手術に比べて難易度が高い＝より急性期病院として評価されるべき手術である）」という視点で分析されたデータが，2018年度の変更における看護必要度Ⅱマスタにある点数の現状分析です。

図16●入院で実施する割合が高い検査

入院で実施する割合が特に高く，かつ，一定の手技等を伴う検査として，生体検査のほか，例えば以下のような項目がある。

令和元年11月15日中医協資料より

検査を入院で実施する割合（例：生検検査）

区分	名称	入院の割合	総件数	点数
D404-2	骨髄生検	48.7%	41328	730
D409	リンパ節等穿刺又は針生検	8.2%	66700	200
D409-2	センチネルリンパ節生検（片）（併用法）	54.3%	313	5000
D409-2	センチネルリンパ節生検（片）（単独法）	70.0%	230	3000
D410	乳腺穿刺又は針生検（片）（その他）	0.8%	173334	200
D410	乳腺穿刺又は針生検（片）（生検針）	1.8%	97605	650
D411	甲状腺穿刺又は針生検	3.0%	157741	150
D412	経皮的針生検法	96.0%	78237	1600
D413	前立腺針生検法	43.7%	28558	1400
D414	内視鏡下生検法	7.6%	4095296	310
D414-2	EUS-FNA	95.6%	23518	4000
D415	経気管肺生検法	77.3%	90483	4000
D415-2	EBUS-TBNA	79.6%	14842	5500

入院で実施する割合が90％以上の検査※

既に重症度，医療・看護必要度の評価対象となっているもの
－呼吸心拍監視
－カルジオスコープ（ハートスコープ）
－カルジオタコスコープ

現在，評価の対象となっていないもの
－経皮的針生検法
－EUS-FNA
－心臓カテーテル検査（左心・右心）
－胸腔鏡
－腹腔鏡
－縦隔鏡
－関節鏡　等

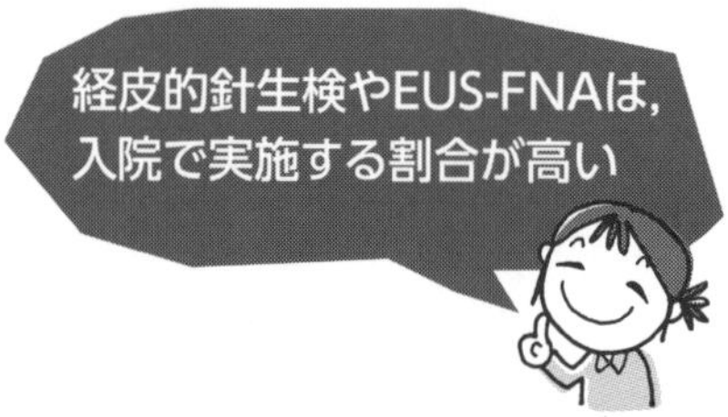

経皮的針生検やEUS-FNAは，入院で実施する割合が高い

※検討対象の考え方
・診療報酬上の「検査」の項目であって，一定の手技等の負担を伴うもの
・検査後（あるいは検査中）主に一般病棟に入院することが想定されるもの
・入院で実施されている割合が90％以上，かつ，一定の件数があるもの

中央社会保険医療協議会：総会（2019年12月20日 第443回）資料より引用，一部改変
©Mediflora2020

　3万点，2万点，1万点ごとに色線が引いてあります。結果的にはその真ん中である2万点をボーダーラインとし，それ以上点数の高い手術がC項目に加わることになりました。このような複数の選択肢がある変更の場合，おおよそ中心点に落ち着くことが多いのがこれまでの変更の動きの傾向だと考えます。最終的にあまりにかけ離れた数値に落ち着くことはなく，具体的な数値が示された場合には，ある程度落としどころがどの辺りか推測することができます。

　ここで考えるべきことは，点数がある程度高いものがC項目に加わるのは，重症度割合と入院単価との関係性が高まることを意味することです。つまり，ある程度入院単価が高くなければ，一番高い基準となる急性期一般入院料1はキープできない可能性が高いことを意味します。

今まで指摘されていなかった，入院で行う必要のある検査に注目されたことも，2020年度の変更の特徴の一つです。**図16**にあるとおり，①一定の手技等の負担を伴う「検査」，②一般病棟に入院することが想定されるもの，③入院で実施されている割合が90％以上かつ一定の件数があるもの，と３つの視点から検討対象が想定されました。これは，2020年度の変更で初めて出てきた視点のため，2022年度以降の変更ではその是非と項目の増減が検討されていくものと思います。

　C項目に新しい項目が検討されたとともに，2018年度の変更で検討された該当日数も，2020年度の変更の際も論点になりました（**図17**）。2018年度の変更における評価日数は在院日数のうち約２～３割が評価されており，**図17**「見直しのイメージ」から在院日数に占める割合に応じて評価日数が変更されることが予想できます。

図17●C項目の該当日数について

現在，重症度，医療・看護必要度の評価対象となっている手術等について，評価されている日数は平均的な在院日数の約２～３割程度である。
➡術後の医学管理を適切に評価するため，在院日数の実態を踏まえ，該当日数を見直してはどうか。

現行の評価基準（C項目）

C	手術等の医学的状況	0点	1点
16	開頭手術（７日間）	なし	あり
17	開胸手術（７日間）	なし	あり
18	開腹手術（４日間）	なし	あり
19	骨の手術（５日間）	なし	あり
20	胸腔鏡・腹腔鏡手術（３日間）	なし	あり
21	全身麻酔・脊椎麻酔の手術（２日間）	なし	あり
22	救命等に係る内科的治療（２日間）①経皮的血管内治療②経皮的心筋焼灼術等の治療③侵襲的な消化器治療	なし	あり

対象手術全体の在院日数※

	在院日数の中央値
開頭手術（７日間）	26.4
開胸手術（７日間）	24.1
開腹手術（４日間）	14.7
骨の手術（５日間）	23.5
胸腔鏡・腹腔鏡手術（３日間）	9.9
救命等に係る内科的治療（２日間）	9

※考え方
・重症度，医療・看護必要度Ⅱの対象手術の診療実績より算出
・各手術の在院日数の中央値より，算定件数を踏まえて加重平均

	在院日数の中央値	現行の評価日数	在院日数に占める割合
開頭手術	26.4	7	26.5%
開胸手術	24.1	7	29.0%
開腹手術	14.7	4	27.2%
骨の手術	23.5	5	21.3%
胸腔鏡・腹腔鏡手術	9.9	3	30.3%
救命等に係る内科的治療	9	2	22.2%

見直しのイメージ

見直し後の評価日数	在院日数に占める割合
○日	○%
○日	○%
○日	○%
○日	○%
○日	○%
○日	○%

中央社会保険医療協議会：総会（2019年12月20日 第443回）資料
©Mediflora2020

2020年度診療報酬改定時における第2ラウンドで行われた分析～詳細項目の変更について（B項目）

　2018年度診療報酬改定により，看護業務の負担軽減が考慮された看護必要度Ⅱの評価が始まりました。しかし，看護必要度Ⅱで軽減されたものはＡ項目とＣ項目の記録・評価であり，Ｂ項目については根拠となる記録を残すことについては変化しませんでした。

　それが，2020年度の変更で，ようやく看護業務の多くの時間を費やしていた看護必要度における記録についてメスが入ることになりました。データに基づいた変更が行われるようになった背景で，**図18**のように「看護必要度における記

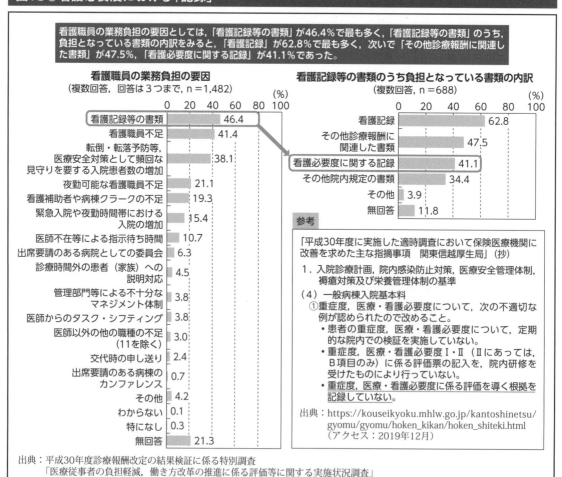

図18●看護必要度における「記録」

看護職員の業務負担の要因としては，「看護記録等の書類」が46.4％で最も多く，「看護記録等の書類」のうち，負担となっている書類の内訳をみると，「看護記録」が62.8％で最も多く，次いで「その他診療報酬に関連した書類」が47.5％，「看護必要度に関する記録」が41.1％であった。

看護職員の業務負担の要因
（複数回答，回答は3つまで，n＝1,482）

項目	(%)
看護記録等の書類	46.4
看護職員不足	41.4
転倒・転落予防等，医療安全対策として頻回な見守りを要する入院患者数の増加	38.1
夜勤可能な看護職員不足	21.1
看護補助者や病棟クラークの不足	19.3
緊急入院や夜勤時間帯における入院の増加	15.4
医師不在等による指示待ち時間	10.7
出席要請のある病院としての委員会	6.3
診療時間外の患者（家族）への説明対応	4.5
管理部門等による不十分なマネジメント体制	3.8
医師からのタスク・シフティング	3.8
医師以外の他の職種の不足（11を除く）	3.0
交代時の申し送り	2.4
出席要請のある病棟のカンファレンス	0.7
その他	4.2
わからない	0.1
特になし	0.3
無回答	21.3

看護記録等の書類のうち負担となっている書類の内訳
（複数回答，n＝688）

項目	(%)
看護記録	62.8
その他診療報酬に関連した書類	47.5
看護必要度に関する記録	41.1
その他院内規定の書類	34.4
その他	3.9
無回答	11.8

参考

「平成30年度に実施した適時調査において保険医療機関に改善を求めた主な指摘事項　関東信越厚生局」（抄）
1．入院診療計画，院内感染防止対策，医療安全管理体制，褥瘡対策及び栄養管理体制の基準
（4）一般病棟入院基本料
　①重症度，医療・看護必要度について，次の不適切な例が認められたので改めること。
　　・患者の重症度，医療・看護必要度について，定期的な院内での検証を実施していない。
　　・重症度，医療・看護必要度Ⅰ・Ⅱ（Ⅱにあっては，B項目のみ）に係る評価票の記入を，院内研修を受けたものにより行っていない。
　　・重症度，医療・看護必要度に係る評価を導く根拠を記録していない。

出典：https://kouseikyoku.mhlw.go.jp/kantoshinetsu/gyomu/hoken_kikan/hoken_shiteki.html（アクセス：2019年12月）

出典：平成30年度診療報酬改定の結果検証に係る特別調査
　　　「医療従事者の負担軽減，働き方改革の推進に係る評価等に関する実施状況調査」

中央社会保険医療協議会：総会（2019年12月13日 第441回）資料

©Mediflora2020

図19●B項目における評価方法

B項目を患者の状態と介助の実施に分けて評価することにより，ADLを含む患者の状態がより明確化されるため，「評価の手引き」により求めている「根拠となる記録」が不要となることに加え，介助の実施の有無の判断がより分かりやすくなると考えられる。

重症度，医療・看護必要度に係る評価票（B項目）

B	患者の状態等	0点	1点	2点
9	寝返り	できる	何かにつかまればできる	できない
10	移乗	介助なし	一部介助	全介助
11	口腔清潔	介助なし	介助あり	
12	食事摂取	介助なし	一部介助	全介助
13	衣服の着脱	介助なし	一部介助	全介助
14	診療・療養上の指示が通じる	はい	いいえ	
15	危険行動	ない		ある

B得点　　点

患者の状態と介助の実施に分けて測定する場合のイメージ

B	患者の状態等	患者の状態 0点	患者の状態 1点	患者の状態 2点		介助の実施 0	介助の実施 1		評価
9	寝返り	できる	何かにつかまればできる	できない					点
10	移乗	自立	一部介助	全介助	×	実施なし	実施あり	=	点
11	口腔清潔	自立	要介助			実施なし	実施あり		点
12	食事摂取	自立	一部介助	全介助		実施なし	実施あり		点
13	衣服の着脱	自立	一部介助	全介助		実施なし	実施あり		点
14	診療・療養上の指示が通じる	はい	いいえ						点
15	危険行動	ない		ある					点

B得点　　点

中央社会保険医療協議会：総会（2019年12月13日 第441回）資料
©Mediflora2020

録の負担が大きい」ことが数値で示されたのです。

　B項目については，自分でできるかどうかの「患者の状態」と，実際に介助したかどうかの「介助の実施」が混在していることが指摘されたことから，**図19**に示したとおり，これらを分けて評価することで「根拠となる記録」を不要とすることになりました。

看護必要度の変更におけるシミュレーション

　ここまでが，2020年度の看護必要度の変更に向けた議論の詳細です。2019年12月20日の中医協でシミュレーションに向けた具体的な方向性がまとまり，1月にシミュレーション結果が報告されることになりました。**表3**にそれまでの議論をまとめたものを記しています。

表3●2019年12月20日までに話し合われた変更の方向性

1. **看護必要度A～C項目について**
   - 入院で実施する割合が高いものについて精査（A項目は免疫抑制剤内服を除外し，C項目総変更）
   - B項目をADLと介助実施の有無を分ける評価方法に

2. **重症度基準について**
   - 新基準（A1点以上＋B3点以上かつ認知症2項目いずれかあり）をなくす？

3. **基準値について**
   - 項目変更に伴い，変更される（※上記変更含めシミュレーションを行って決定）

4. **その他**
   - 評価：看護必要度Ⅱの移行を進めたい
   - 記録：B項目について根拠となる細かな記録が不要に（看護業務効率化）

　それでは，ここで第1章を思い出しましょう。2018年度診療報酬改定では，それに向けたシミュレーションは11月に方向性が示され，12月頭に結果が発表されました。それと比較して，2020年度診療報酬改定では，2ラウンド制になったことが影響して全体的に改定の具体的な内容が明らかになる時期が非常に遅くなりました。特に看護必要度の変更については，通常改定年の1月後半に改定の新旧対照表である「個別改定項目について（『短冊』と表現されています）」の点数の入っていないものが出されることを考えると，ギリギリにシミュレーションが示されたことになります。

　このスケジュール傾向が今後どのようになるか予測できませんが，特に政策として病床数削減への誘導が行われている急性期一般入院料1の病院については，改定の如何により動揺が走ってしまい，「時すでに遅し」となってしまっては大変です。

　今までお伝えしてきた診療報酬改定における看護必要度の変更の流れを見ても分かるとおり，中医協における議論の内容を自院に置きかえることにより，変更の方向性と自院の課題を検討することは可能です。後述するデータ分析方法を参考に，変更内容を見ながらスピーディーに，データ分析に基づいて自院の改善行動を検討できる体制を整えていく必要があると考えます。

　図20は2020年1月15日に示された看護必要度の変更シミュレーションの方向性です。2019年12月20日の議論から，突然新しい視点としてA項目8番目にある「救急搬送後の入院」について，看護必要度Ⅱでも評価をすべきだとして「救急医療管理加算1及び2」「夜間休日救急搬送医学管理料」を算定する患者を対象としてはどうかという意見が加えられています。看護必要度の変更に向けた話し合いでは2020年1月まで全く語られておらず，看護必要度Ⅱでは除外となっていた項目です。

　筆者としては，看護必要度Ⅱの評価対象として，2018年度の変更の際に外さ

前回の中医協総会の議論を踏まえ，以下の対応方針とした上で，該当患者割合のシミュレーションを行う。

令和元年12月20日中医協総会で提示した条件

● 判定基準より，基準②（B14又はB15に該当，かつ，A得点1点以上かつB得点3点以上）を除外
● A項目より，免疫抑制剤の内服を除外
● C項目に，入院実施割合が90％以上の手術（○点以上に限る）及び検査を追加
● C項目の評価対象日数を，在院日数の○％程度まで広げる

主なご意見

▷ 救急の患者を適切に評価するために，救急医療管理加算の対象患者を対象に追加すべきではないか。
▷ 認知症・せん妄患者の対応については，引き続き重症度，医療・看護必要度の中で評価すべきではないか。
▷ 内科の重症患者が適切に評価されるよう配慮すべきではないか。
▷ 新たに評価対象とする手術の点数や，評価日数は，複数のパターンで確認する必要があるのではないか。
▷ 基準②の除外の影響など，個別の条件が与える影響を，それぞれ確認する必要があるのではないか。

ここでこそっと
救急の話が出てきています。

【対応方針】

● 内科の重症患者を含め，救急の患者を適切に評価するため，以下の項目を算定する患者を対象に追加する。
 ・A205　救急医療管理加算1及び2
 ・B001-2-6　夜間休日救急搬送医学管理料
● 認知症・せん妄患者の対応を評価するため，基準②については評価対象から除外するが，B14・B15は引き続きB項目の評価対象とする。
● 現行の評価との関係や，在院日数の実態等を踏まえ，新たに評価対象とする手術は2万点以上の手術，評価日数は，在院日数の中央値の5割程度とする。また，全ての条件を適用した場合の影響とは別に，基準②の見直しによる影響と，新たな救急患者の評価による影響を個別に確認する。

中央社会保険医療協議会：総会（2020年1月15日 第445回）資料より引用，一部改変
©Mediflora2020

れた「救急搬送後の入院」について不自然に話が出ていないことには疑問を抱いていましたが，2020年度の変更の話し合いの中で「看護必要度Ⅱの成果」について検証されたことから，最終局面でやっと登場したことになります。**図20**の中医協の説明には「内科の重症患者の評価のため」とあります。

　2019年12月までは，「外科系の疾患（手術や検査）の評価を重視する」ことは話し合われてきましたが，新基準が除外されると評価が下がることが考えられる「内科系の疾患における急性期状態に対する評価」については話し合われていませんでした。

※看護必要度Ⅱの表記は「緊急に入院を必要とする状態」

　ここでも第1章を思い出してください。2018年度の変更では「救急搬送後の入院」について同様に看護必要度Ⅱの評価として「救急医療管理加算」を対象にすることを検討されていましたが，審査機関による差があることから見送られました。つまり，2020年度の変更では「救急医療管理加算」について何らかの改

定が行われた上で，新看護必要度Ⅱの評価として加わることになることが容易に想像できます。

実は**図21**のように，2019年10月時点で救急医療管理加算の問題点として基準の曖昧さが示されていました。2018年度診療報酬改定における救急医療管理加算の要件は，**図21**のア〜ケの状態かそれに準ずる状態の場合に算定されます。この要件が2020年度診療報酬改定により変更されています。

2020年度診療報酬改定における救急医療管理加算の要件の主な変更点は**表4**のとおりです。「①重症度に係る指標の入院時の測定結果」と「②入院後３日以内に実施した検査，画像診断，処置又は手術のうち主要なもの」について記載することに変更され，今までよりもやや手間が掛かることになります。特にⅠの重症度合いは，加算１に相当するものとして基準が設けられるのではないかという予想もありましたが，実際には測定結果の記入のみとなりました。

しかし，中医協の議論の中では，例えば「イ.意識障害又は昏睡」より重症である救急医療管理加算１が算定されたケースで，「JCSスコア０または１」である症例がデータ上あることが問題視されています。恐らく，2020年度の要件変更により重症度の入力がされるようになったものに基づいて，2022年度診療報酬改定で更に救急医療管理加算について議論がなされるものと思います。

看護必要度と直接関係がない話のように見えるかもしれませんが，該当する症例の患者が入院したとしても，救急医療管理加算の算定がなされていないと看護必要度として評価されないことになりますので，誰が評価を行い，誰が入力を行うのか，どのような評価だと加算１ないし加算２を算定するのか等，院内のルールが見直されているかどうか確認してください。

それでは，シミュレーション条件を見てみましょう（**図22**）。下線部分が，2020年１月のシミュレーション時点で具体的に分かった変更点になります。C項目の手術については全体的に評価対象日数が増加し，その他追加する手術は２万点以上で６日間の評価に，そして検査はこの時点では明確になっていませんが２日間の評価になりました。そして，救急搬送後の入院は２日間から５日間へ変更となっています。評価対象日数については，C項目で在院日数の約２〜３割の評価から約５割の評価に，救急搬送後の入院の変更については「救急医療管理加算」の算定日数の平均である５日間を採用することになりました。

ここで，第１章にて示した2018年度の変更におけるC項目「開腹手術」における評価対象日数の変更を思い出してください。2018年度では，５日間から４日間に変更しても大きな違いがなかったため，４日間へ変更されました。しかし，

図21●救急医療管理加算の概要

<u>A205　救急医療管理加算</u>
（１日につき／入院した日から７日間に限る）
1　救急医療管理加算１　900点
2　救急医療管理加算２　300点

> ちなみに！
> 救急管理加算については曖昧な基準
> だったものを定量的な評価を
> 必須にする等改定されます。

【算定要件】（抜粋）
（1）（略）
（2）<u>救急医療管理加算１の対象となる患者は，次に掲げる状態にあって，医師が診察等の結果，緊急に入院が
必要であると認めた重症患者</u>をいう。なお，当該加算は，入院時において当該重症患者の状態であれば
算定できるものであり，当該加算の算定期間中において継続して重症患者の状態でなくても算定できる。
（3）<u>救急医療管理加算２の対象となる患者は，（２）のアからケまでに準ずる重篤な状態にあって，医師が診
察等の結果，緊急に入院が必要であると認めた重症患者</u>をいう。なお，当該加算は，入院時においてア
からケまでに準ずる重篤な状態であれば算定できるものであり，当該加算の算定期間中において継続し
てアからケまでに準ずる重篤な状態でなくても算定できる。
（4）<u>救急医療管理加算は，入院時に重篤な状態の患者に対してのみ算定する</u>ものである。

ア	吐血，喀血又は重篤な脱水で全身状態不良の状態	カ	重篤な代謝障害（肝不全，腎不全，重症糖尿病等）
イ	意識障害又は昏睡	キ	広範囲熱傷
ウ	呼吸不全又は心不全で重篤な状態	ク	外傷，破傷風等で重篤な状態
エ	急性薬物中毒	ケ	緊急手術，緊急カテーテル治療・検査又は
オ	ショック		t-PA療法を必要とする状態

【施設基準】（抜粋）※届出不要
（1）休日又は夜間における救急医療の確保のために診療を
行っていると認められる次に掲げる保険医療機関であっ
て，医療法第30条の４の規定に基づき都道府県が作成
する医療計画に記載されている救急医療機関であること
若しくは都道府県知事又は指定都市市長の指定する精神
科救急医療施設であること。
　ア　地域医療支援病院（医療法第４条第１項に規定する
　　　地域医療支援病院）
　イ　救急病院等を定める省令に基づき認定された救急病
　　　院又は救急診療所
　ウ　「救急医療対策の整備事業について」に規定された
　　　病院群輪番制病院，病院群輪番制に参加している有
　　　床診療所又は共同利用型病院
（2）第二次救急医療施設として必要な診療機能及び専用病床
を確保するとともに，診療体制として通常の当直体制の
ほかに重症救急患者の受入れに対応できる医師等を始め
とする医療従事者を確保していること。
（3）夜間又は休日において入院治療を必要とする重症患者に
対して救急医療を提供する日を地域の行政部門，医師会
等の医療関係者及び救急搬送機関等にあらかじめ周知し
ていること。

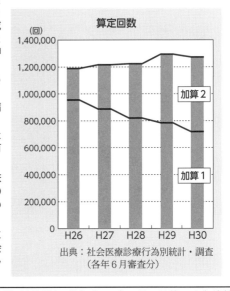

算定回数

出典：社会医療診療行為別統計・調査
（各年６月審査分）

中央社会保険医療協議会：総会（2019年10月25日 第428回）資料
©Mediflora2020

表4●救急医療管理加算　2020年度診療報酬改定における要件の変更内容

1．救急医療管理加算１　900点➡**950点**
2．救急医療管理加算２　300点➡**350点**

●特記すべき変更点
・イ，ウ，オ，カ若しくはキの状態又はそれに準ずる状態を選択する場合は，それぞれの<u>重症度に係る指標</u>
<u>の入院時の測定結果</u>について，診療報酬明細書の摘要欄に記載すること。
・救急医療管理加算を算定すべき重症な状態に対して，入院後<u>３日以内に実施した検査，画像診断，処置又</u>
<u>は手術のうち主要なもの</u>について，診療報酬明細書の摘要欄に記載すること。

図22●新看護必要度シミュレーション条件

最終的なシミュレーションは以下の条件で行う。

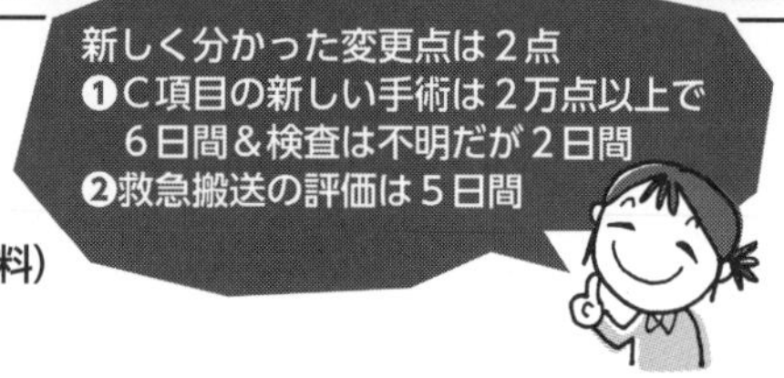

新しく分かった変更点は2点
❶C項目の新しい手術は2万点以上で6日間&検査は不明だが2日間
❷救急搬送の評価は5日間

使用データ

●平成31年4月に提出されたDPCデータ（急性期一般入院料）

シミュレーション条件

●以下の条件を適用した場合の医療機関ごとの該当患者割合を集計する

【必要度Ⅰ・Ⅱ共通】
・判定基準より、基準②（B14又はB15に該当、かつ、A得点1点以上かつB得点3点以上）を除外
・A項目より、「免疫抑制剤の管理」を除外（注射剤を除く）
・C項目に、入院実施割合が90％以上の手術（2万点以上のものに限る）及び検査を追加
・C項目の評価対象日数を右表の期間に変更

【必要度Ⅱのみ】
・A項目に、入院日に「救急医療管理加算1・2」又は「夜間休日救急搬送医学管理料」を算定した患者を、A得点2点（5日間）として追加（※）

【必要度Ⅰのみ】
・A項目の「救急搬送後の入院」について、現行の2日間の評価から、5日間の評価に変更

※救急患者の評価については、H30年度社会医療診療行為別統計より当該加算の平均算定回数が約5回（加算1＝4.95回、加算2＝5.23回）であることを踏まえ、5日間に設定

	現行	見直し後
開頭手術	7日間	13日間
開胸手術	7日間	12日間
開腹手術	4日間	7日間
骨の手術	5日間	11日間
胸腔鏡・腹腔鏡手術	3日間	5日間
全身麻酔・脊椎麻酔の手術	2日間	5日間
救命等に係る内科的治療	2日間	5日間
新たに追加する検査	なし	2日間
新たに追加する手術	なし	6日間

留意点等

●必要度ⅠはHファイル、必要度ⅡはEFファイルを用いて該当患者割合を集計（※）
●レセプト電算処理システム用コードに規定される薬剤については、類似薬等の追加を行った新たなリストを使用

※新たに追加する手術等、集計にレセプト電算処理システム用コードを用いた診療実績データが必要なものに限り、必要度Ⅱの結果を用いて必要度Ⅰを推計

中央社会保険医療協議会：総会（2020年1月15日 第445回）資料より引用、一部改変
©Mediflora2020

今回は4日間の評価から7日間と、該当日数が大きく増加しています。

入院の実施率の高い手術に絞られるとはいえ、2018年度の変更と逆行しているものになります。看護必要度を理由とした、不要な在院日数の長期化に注意が必要といえます。不要な在院日数の長期化は、短期的に重症度割合が高まるかもしれませんが、入院単価は下がり、先述したDPC病院としての評価である医療機関別係数が下がることになり、中長期的に見ると病院の経営悪化につながります。急性期状態を脱したら直ちに退院、回復期病棟もしくは後方連携施設へつなげるようにしましょう。

実際の看護必要度Ⅰシミュレーション結果（急性期一般入院料1）は**図23**です。2018年度時に比べ、A項目の救急搬送やC項目の評価対象日数が長くなっ

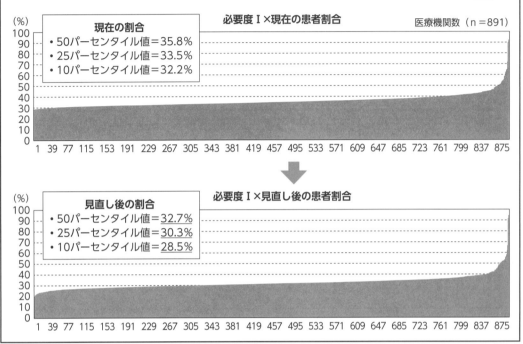

図23●シミュレーション結果❶ 急性期一般入院料1
（必要度Ⅰ×全条件のシミュレーション）

看護必要度Ⅰについては認知症の評価が無く
なった影響の方が新しく加わった条件よりも
大きく、全体的に3%程のマイナスに。

急性期一般入院料1を算定する病棟のうち、重症度、医療・看護必要度Ⅰの届出施設について、全ての条件を適用した場合の該当患者割合の分布は以下のとおり。

必要度Ⅰ×現在の患者割合　　　　医療機関数（n＝891）

現在の割合
・50パーセンタイル値＝35.8%
・25パーセンタイル値＝33.5%
・10パーセンタイル値＝32.2%

必要度Ⅰ×見直し後の患者割合

見直し後の割合
・50パーセンタイル値＝<u>32.7%</u>
・25パーセンタイル値＝<u>30.3%</u>
・10パーセンタイル値＝<u>28.5%</u>

中央社会保険医療協議会：総会（2020年1月15日 第445回）資料より引用，一部改変
©Mediflora2020

た影響よりも，新基準がなくなった影響が大きく，全体的にマイナス3％程の影響になっています。

　看護必要度Ⅱのシミュレーションは**図24**です。看護必要度Ⅱは，前述した変化に加えて「救急搬送後の入院」に代わる救急医療管理加算及び夜間休日救急医学搬送管理料の影響により，2018年度の重症度割合と大きく変化していません。

　図25で2020年度の看護必要度の変更のシミュレーション結果をまとめています。ポイントは色枠内の25パーセンタイル値の部分です。この色枠は筆者が加筆したものではなく，中医協資料そのままです。

　この資料が出された時点では重症度割合がどのような値になるか示されていませんが，この色枠は「25パーセンタイル値が足切りとなって新しい重症度割合が決まる」可能性を示唆するものです。反対に，<u>25パーセンタイル値に満たない（シミュレーションの結果，全数を100とした場合に下位から数えて25位に満たない）病院は2020年度の看護必要度の新基準では急性期一般入院料1を達成できない</u>ことを意味しています。

図24●シミュレーション結果❷ 急性期一般入院料1（必要度Ⅱ×全条件のシミュレーション）

看護必要度Ⅱについては，救急搬送の評価が加わった影響があり，大きな割合の変化はありません。

急性期一般入院料1を算定する病棟のうち，重症度，医療・看護必要度Ⅱの届出施設について，全ての条件を適用した場合の該当患者割合の分布は以下のとおり。

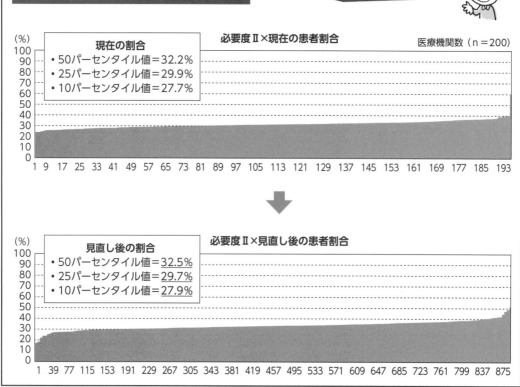

現在の割合
- 50パーセンタイル値＝32.2%
- 25パーセンタイル値＝29.9%
- 10パーセンタイル値＝27.7%

必要度Ⅱ×現在の患者割合　医療機関数（n＝200）

見直し後の割合
- 50パーセンタイル値＝32.5%
- 25パーセンタイル値＝29.7%
- 10パーセンタイル値＝27.9%

必要度Ⅱ×見直し後の患者割合

中央社会保険医療協議会：総会（2020年1月15日 第445回）資料より引用，一部改変
©Mediflora2020

図25●シミュレーション結果まとめ 急性期一般入院料1（必要度Ⅰ・Ⅱ）の届出施設

急性期一般入院料1を算定する病棟のうち，重症度，医療・看護必要度Ⅰ・Ⅱの届出施設それぞれについて，各条件を適用した場合の該当患者割合の変化は以下のとおり。

		現在の割合	現在の基準に基準②の除外のみを適用	現在の基準に救急患者の追加のみを適用	現在の基準に全ての条件を適用
必要度Ⅰ	50パーセンタイル	35.8%	28.8%	36.9%	32.7%
	25パーセンタイル	33.5%	26.6%	34.5%	30.3%
	10パーセンタイル	32.2%	24.8%	33.2%	28.5%
必要度Ⅱ	50パーセンタイル	32.2%	27.0%	34.8%	32.5%
	25パーセンタイル	29.9%	24.7%	32.4%	29.7%
	10パーセンタイル	27.7%	22.5%	30.9%	27.9%

中央社会保険医療協議会：総会（2020年1月15日 第445回）資料
©Mediflora2020

図26●病院規模別シミュレーション結果

25％タイルに印がつけられており，落としどころか。

急性期一般入院料1・4を算定する病棟のうち，重症度，医療・看護必要度Ⅰ・Ⅱの届出施設それぞれについて，全ての条件を適用した場合の該当患者割合の変化は以下のとおり。

		施設数	50パーセンタイル値 (現在／見直し後)	25パーセンタイル値 (現在／見直し後)	10パーセンタイル値 (現在／見直し後)	施設基準 (現在)
必要度Ⅰ	急性期一般1	891	35.8%／32.7%	33.5%／30.3%	32.2%／28.5%	30%
	うち許可病床数200床未満	264	37.3%／33.5%	34.4%／30.2%	32.6%／27.8%	
	うち許可病床数200床以上	627	35.2%／32.3%	33.3%／30.4%	32.1%／28.6%	
	急性期一般4	369	34.5%／26.4%	31.2%／22.9%	28.6%／19.6%	27%
必要度Ⅱ	急性期一般1	200	32.2%／32.5%	29.9%／29.7%	27.7%／27.9%	25%
	うち許可病床数200床未満	29	31.9%／31.9%	28.3%／28.9%	26.8%／22.8%	
	うち許可病床数200床以上	171	32.2%／32.7%	30.1%／29.8%	28.2%／28.3%	
	急性期一般4	36	29.2%／26.8%	25.3%／23.1%	23.3%／18.5%	22%

中央社会保険医療協議会：総会（2020年1月15日 第445回）資料より引用，一部改変
©Mediflora2020

　この結果は，特に2018年度の看護必要度の新基準の登場で重症度割合が高くなった一部の急性期一般入院料1には大きなインパクトになったのは間違いありません。筆者の調査では，入院料が4万円台の急性期一般入院料1は，2020年度の変更で重症度割合の基準をクリアできない病院が多いようです。

　さまざまな媒体の病院経営に関わる記事では，2025年地域包括ケアシステムの確立に向けて急性期一般入院料1を維持していくためには，入院単価6万円は必要であるという論調が見られますが，まさに看護必要度から考えても，徐々にある程度高い入院単価が求められる制度改正になっているといえます。

　病床規模別のシミュレーションは図26です。こちらも同様に25パーセンタイル値に色枠が付いています。この図26で特記すべきは，急性期一般入院料4の影響です。先述しましたが，2018年度診療報酬改定における看護必要度の新基準の影響を大きく受けた急性期一般入院料4以下の入院料は，急性期一般入院料1に比べて見直しによるマイナス幅が大きくなっています。これらが考慮され，新しく重症度割合の基準が決められました。

　最終的にどのような変化があったのか，評価票の変化，そして重症度割合の基準の変化は図27です。

　特に重症度割合について，先のシミュレーションと共に見てみましょう。最終的には急性期一般入院料1について，看護必要度Ⅰは31%，看護必要度Ⅱは29%に決定しました。これはシミュレーション結果（25パーセンタイル値）からいう

図27●2020年度 重症度, 医療・看護必要度に係る評価票

A	モニタリング及び処置等	0点	1点	2点
1	創傷処置 （①創傷の処置（褥瘡の処置を除く），②褥瘡の処置）	なし	あり	－
2	呼吸ケア（喀痰吸引のみの場合を除く）	なし	あり	－
3	点滴ライン同時3本以上の管理	なし	あり	－
4	心電図モニターの管理	なし	あり	－
5	シリンジポンプの管理	なし	あり	－
6	輸血や血液製剤の管理	なし	あり	－
7	専門的な治療・処置 （①抗悪性腫瘍剤の使用（注射剤のみ）， ②抗悪性腫瘍剤の内服の管理， ③麻薬の使用（注射剤のみ）， ④麻薬の内服，貼付，坐剤の管理， ⑤放射線治療，⑥免疫抑制剤の管理（注射のみ）， ⑦昇圧剤の使用（注射剤のみ）， ⑧抗不整脈剤の使用（注射剤のみ）， ⑨抗血栓塞栓薬の持続点滴の使用， ⑩ドレナージの管理，⑪無菌治療室での治療）	なし	－	あり
8	救急搬送後の入院（5日間）⇒Ⅱも評価 （救急医療管理加算・夜間休日救急搬送医学管理料）	なし	－	あり

B	患者の状況等	患者の状態				介助の実施	
		0点	1点	2点		0点	1点
9	寝返り	できる	何かにつか まればできる	できない		－	－
10	移乗	自立	一部介助	全介助	✕	実施なし	実施あり
11	口腔清潔	自立	要介助	－		実施なし	実施あり
12	食事摂取	自立	一部介助	全介助		実施なし	実施あり
13	衣服の着脱	自立	一部介助	全介助		実施なし	実施あり
14	診療・療養上の 指示が通じる	はい	いいえ	－		－	－
15	危険行動	ない	－	ある		－	－

C	手術等の医学的状況	0点	1点
16	開頭手術（13日間）	なし	あり
17	開胸手術（12日間）	なし	あり
18	開腹手術（7日間）	なし	あり
19	骨の手術（11日間）	なし	あり
20	胸腔鏡・腹腔鏡手術（5日間）	なし	あり
21	全身麻酔・脊椎麻酔の手術（5日間）	なし	あり
22	救命等に係る内科的治療（5日間） （①経皮的血管内治療 ②経皮的心筋焼灼術等の治療 ③侵襲的な消化器治療）	なし	あり
23	別に定める検査（2日間）	なし	あり
24	別に定める手術（6日間）	なし	あり

[該当患者の基準]

対象入院料・加算	基準
一般病棟用の 重症度, 医療・ 看護必要度	・A得点2点以上かつB得 　点3点以上 ・A得点3点以上 ・C得点1点以上 ・~~A得点1点以上かつB得~~ 　~~点3点以上かつB14又は~~ 　~~B15が1点以上~~⇒削除

2020年度改定ポイントを
色字で示しています。

©Mediflora2020

図28●2020年度改定 該当患者割合 新旧比較

Ⅱに救急搬送が追加になったため，ⅠとⅡの差異は小さく，Ⅱに移行しやすい設定に。
さらに，Ⅰの評価でも入院料2・3の届出ができるようになった。

該当患者割合の基準値	2018年度診療報酬改定（200床未満の経過措置）		2020年度診療報酬改定（200床未満経過措置）	
	看護必要度Ⅰ	看護必要度Ⅱ	看護必要度Ⅰ	看護必要度Ⅱ
急性期一般入院料1	30%	25%	31%	29%
急性期一般入院料2	－（27%）	24%（22%）	28%（26%）	26%（24%）
急性期一般入院料3	－（26%）	23%（21%）	25%（23%）	23%（21%）
急性期一般入院料4	27%	22%	22%（20%）	20%（18%）
急性期一般入院料5	21%	17%	20%	18%
急性期一般入院料6	15%	12%	18%	15%
特定機能入院基本料	28%	23%	－	28%

※現行2018制度では入院料2及び3は看護必要度Ⅱの評価のみ
※新2020年改定では（　）内は現にそれぞれの入院料を届け出ている病棟に限る

©Mediflora2020

※内容は同じでもレセプトコードが変更するものも含む

項目	No		2018年度看護必要度Ⅱリスト			2020年度看護必要度Ⅱリスト		
			2020年度項目との相違		総計	2018年度項目との相違		総計
			同じコード	削除コード		同じコード	新設コード	
A	1	創傷処置	31	−	31	31	−	31
	2	呼吸ケア（喀痰吸引のみの場合を除く）	24	1	25	24	1	25
	3	点滴ライン同時3本以上の管理	26	−	26	26	1	27
	4	心電図モニターの管理	12	−	12	12	−	12
	5	シリンジポンプの管理	1	−	1	1	−	1
	6	輸血や血液製剤の管理	224	57	281	202	46	248
	7	専門的な治療処置	959	294	1,253	953	239	1,192
	A集計		1,277	352	1,629	1,249	287	1,536
C	16	開頭手術（13日間）	54	−	54	52	2	54
	17	開胸手術（12日間）	249	4	253	241	2	243
	18	開腹手術（7日間）	319	9	328	314	11	325
	19	骨の手術（11日間）	206	49	255	206	5	211
	20	胸腔鏡・腹腔鏡手術（5日間）	135	5	140	136	41	177
	21	全身麻酔・脊椎麻酔の手術（5日間）	18	−	18	18	1	19
	22	救命等に係る内科的治療（5日間）	66	3	69	55	1	56
	23	別に定める検査（2日間）	−	−	−	−	9	9
	24	別に定める手術（6日間）	−	−	−	−	252	252
	C集計		1,047	70	1,117	1,022	324	1,346
	総計		2,324	422	2,746	2,271	611	2,882

©Mediflora2020

と，看護必要度Ⅰはやや厳しく，看護必要度Ⅱはやや優しい基準となっています。

　シミュレーション結果から分かるとおり，看護必要度ⅠとⅡは2020年度の変更により項目数は等しくなり，重症度割合はほとんど変わりなくなりましたが，看護必要度Ⅱへの移行を進めるため，より看護必要度Ⅱの基準を緩やかにした背景があると読み取れます。一方，2018年度の変更では認められていなかった急性期一般入院料2・3における看護必要度Ⅰの評価が2020年度で認められたことも，今回の変化です。

　看護必要度Ⅱへの移行を進めていきたい半面，急性期一般入院料1の削減の方がより進めていくべきであるという意向が読み取れる診療報酬改定となっています。

　看護必要度Ⅱの変更点は，最終的に2020年3月5日の告示時に示されました。単純な新旧比較は**表5**にまとめています。

　ちなみに，「別に定める検査」の例は，

・経皮的針生検法　・EUS−FNA　・縦隔鏡　・腹腔鏡　・胸腔鏡
・関節鏡　・心臓カテーテル（右心・左心）

などがあり，「別に定める手術」の例は，

> ・眼窩内異物除去術　・鼓室形成術　・上・下　顎骨形成術
> ・甲状腺悪性腫瘍手術　・乳腺悪性腫瘍手術　・観血的関節固定術
> ・関節強化手術　他

などが挙げられます。

　2020年度診療報酬改定における看護必要度Ⅱの新しいリストは，日総研ホームページ読者専用サイトでご覧いただけます（詳細はP.188）。

　その他，2020年度診療報酬改定では，以下の看護必要度関連の変更があります。

・<u>400床以上はⅡの評価必須</u>：許可病床数400床以上で急性期一般入院料1～6を届け出ている病院は看護必要度Ⅱの評価が義務化

・<u>B項目の記録簡素化</u>：根拠となる記録が不要

・<u>チェック項目をⅠとⅡ共通に</u>：A項目専門的な治療処置（薬剤）とC項目についてⅡのチェック項目に合わせる

・<u>外部研修不要</u>：看護必要度における院内研修の指導者について院外研修が必要との文言が除外⇒認知症研修にどんどん行きましょう！

　<u>※せん妄はチェックリストによるスクリーニングで加算あり（せん妄ハイリスク患者ケア加算　100点）</u>

　2020年度診療報酬改定では，特に看護必要度Ⅱへの移行を促す意識が強くなっており，400床以上の病院は看護必要度Ⅱが必須となりました。今後，この病床数の制限は拡大される可能性が高いため，2022年度診療報酬改定を待つよりも，看護業務負担軽減を目的とした看護必要度Ⅱへの移行を進めていただきたいと思います。看護必要度Ⅱに関しては第4章で詳しく解説します。

　また，執筆時点では「疑義解釈その1」及び「疑義解釈その9」が示されていますのでご確認ください。

引用・参考文献
1）厚生労働省：令和2年度診療報酬改定説明資料等について　説明資料01　令和2年度診療報酬改定の概要（令和2年3月5日版）
2）中央社会保険医療協議会：総会（2019年3月6日　第410回）資料
3）中央社会保険医療協議会：入院医療等の調査・評価分科会（2019年6月19日　令和元年度第3回）資料
4）中央社会保険医療協議会：入院医療等の調査・評価分科会（2019年9月5日　令和元年度第6回）資料
5）中央社会保険医療協議会：入院医療等の調査・評価分科会（2019年10月16日　令和元年度第10回）資料
6）中央社会保険医療協議会：総会（2019年11月15日　第433回）資料
7）中央社会保険医療協議会：総会（2019年12月20日　第443回）資料
8）中央社会保険医療協議会：総会（2019年12月13日　第441回）資料
9）中央社会保険医療協議会：総会（2020年1月15日　第445回）資料
10）中央社会保険医療協議会：総会（2019年10月25日　第428回）資料
11）厚生労働省：平成30年度入院医療等における実態調査
　https://www.mhlw.go.jp/content/12404000/000516101.pdf（2020年7月閲覧）

問1 一般病棟用の重症度，医療・看護必要度に係る基準を満たす患者の割合について，令和2年9月30日又は令和3年3月31日までの経過措置が設けられている入院料については，令和2年度診療報酬改定後の評価票を用いた評価をいつから行う必要があるか。

答）経過措置が令和2年9月30日までの入院料は少なくとも**令和2年7月1日**から，経過措置が令和3年3月31日までの入院料は少なくとも令和3年1月1日から，令和2年度診療報酬改定後の評価票を用いた評価を行う必要がある。

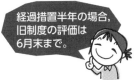

経過措置半年の場合，旧制度の評価は6月末まで。

問2 一般病棟用の重症度，医療・看護必要度のA項目について，レセプト電算処理システム用コード一覧に記載のない薬剤であって，当該薬剤の類似薬又は先発品が一覧に記載されている場合は，記載のある薬剤に準じて評価してよいか。

評価される薬剤はリスト内に限る。

答）一般病棟用の重症度，医療・看護必要度の評価対象となる薬剤は，基本診療料の施設基準等及びその届出に関する手続きの取扱いについて（令和2年3月5日保医発0305第2号）の**レセプト電算処理システム用コード一覧に記載のある薬剤に限る**。これに伴い，「疑義解釈資料の送付について（その5）」（平成30年7月10日付け事務連絡）問13及び「疑義解釈資料の送付について（その8）」（平成30年10月9日付け事務連絡）問1は廃止する。なお，当該一覧については，定期的な見直しを行っていくものであること。

問3 一般病棟用の重症度，医療・看護必要度のA項目（専門的な治療・処置のうち薬剤を使用するものに限る。）及びC項目について，必要度Ⅰにおいても，レセプト電算処理システム用コードを用いた評価となったが，**必要度Ⅱと同様**に評価してよいか。

看護必要度Ⅰに必要度Ⅱの評価が加わる。

答）よい。

©Mediflora2020

問1 一般病棟用の重症度，医療・看護必要度Ⅰから Ⅱへの評価方法の変更について，届出前3月におけるⅠの基準を満たす患者とⅡの基準を満たす患者との差についての要件が廃止されたが，「基本診療料の施設基準等及びその届出に関する手続きの取扱いについて」（令和2年3月5日保医発0305第2号）の別添7の様式10を用いて，4月又は10月の切替月に当該評価方法の変更のみを行う場合に，直近3月の評価の実績を記載する必要があるか。

答）一般病棟用の重症度，医療・看護必要度の評価方法の変更のみを行う場合には，切り替え後の評価方法による**直近3月の実績を別添7の様式10に記載の上，届出を行うこと**。ただし，区分番号「A100」一般病棟入院基本料の急性期一般入院料7及び地域一般入院料1，「A104」特定機能病院入院基本料の7対1入院基本料（結核病棟に限る。）及び10対1入院基本料（一般病棟に限る。），「A105」専門病院入院基本料の10対1入院基本料及び注4の一般病棟看護必要度評価加算，「A301-3」脳卒中ケアユニット入院医療管理料及び「A317」特定一般病棟入院料の注

5の一般病棟看護必要度評価加算については，一般病棟用の重症度，医療・看護必要度の割合に係る要件がないため，直近3月の実績について記載する必要はない。

問2 一般病棟用の重症度，医療・看護必要度ⅠにおけるA8「救急搬送後の入院」及びⅡにおけるA8「緊急に入院を必要とする状態」について，「救命救急入院料，特定集中治療室管理料等の治療室に一旦入院した場合は評価の対象に含めない」とされているが，どの入院料が評価対象に含まれないか。

答）評価対象に含まれない入院料は，区分番号「A300」救命救急入院料，「A301」特定集中治療室管理料，「A301-2」**ハイケアユニット入院医療管理料**，「A301-3」**脳卒中ケアユニット入院医療管理料**，「A301-4」**小児特定集中治療室管理料**，「A302」**新生児特定集中治療室管理料**，「A303」**総合周産期特定集中治療室管理料**，「A303-2」**新生児治療回復室入院医療管理料**，「A305」**一類感染症患者入院医療管理料**である。

©Mediflora2020

押さえておきたい認知症関連項目

　看護必要度の変更と直接関係ありませんが，B項目に絡む変更なので押さえておきましょう。

　2020年度診療報酬改定では，認知症ケアに対する評価が更に高まっています（**表**）。

　認知症ケアでも特に注目したいのは，認知症ケア加算算定患者に対する身体拘束の割合です。**図1**は第1章で解説した最新NDBデータのうち，認知症ケア加算算定に占める身体拘束の算定割合を表したものです。

表●2020年度改正　認知症ケア加算　人員配置新旧比較（色字は変更点）

	2018年度制度	2020年度制度
認知症ケア加算1 14日以内：150点⇒160点 15日〜：30点 （1日に付き）	以下の①〜③により構成されるチームが設置されている ①十分な経験を有する専任の常勤医師（5年以上） ②認知症看護の経験を5年以上有し，適切な研修を修了した専任の常勤看護師（認知症看護認定看護師） ③認知症患者等の退院調整の経験のある専任の常勤社会福祉士または常勤精神保健福祉士	以下の①〜③により構成されるチームが設置されている ①十分な経験を有する専任の常勤医師（3年以上） ②認知症看護の経験を5年以上有し，適切な研修を修了した専任の常勤看護師（認知症看護認定看護師） ③認知症患者等の退院調整の経験のある専任の常勤社会福祉士または常勤の精神保健福祉士
認知症ケア加算2 14日以内：100点 15日〜：25点 （1日に付き）	−	以下の①，②のいずれかが配置されている ＋原則として，必要な外部研修（9時間以上）を終えた看護師の病棟配置が3名以上※ ①十分な経験を有する専任の常勤医師（3年以上） ②認知症看護の経験を5年以上有し，適切な研修を修了した専任の常勤看護師（認知症看護認定看護師）
認知症ケア加算2⇒3 14日以内：30点⇒40点 15日〜：10点（1日に付き）	必要な外部研修（9時間以上）を終えた看護師の病棟配置2名以上 （※現行制度での名称は認知症ケア加算2）	必要な外部研修（9時間以上）を終えた看護師の病棟配置3名以上※

©Mediflora2020　　※うち1名は外部研修を受けた看護師が行う院内講習で可

図1●認知症ケア加算　身体拘束算定率

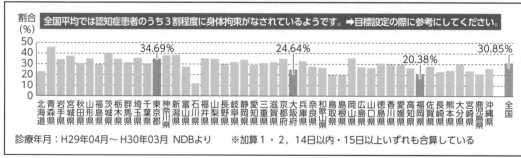

割合（%）　全国平均では認知症患者のうち3割程度に身体拘束がなされているようです。➡目標設定の際に参考にしてください。

34.69%　24.64%　20.38%　30.85%

北海道　青森県　岩手県　宮城県　秋田県　山形県　福島県　茨城県　栃木県　群馬県　埼玉県　千葉県　東京都　神奈川県　新潟県　富山県　石川県　福井県　山梨県　長野県　岐阜県　静岡県　愛知県　三重県　滋賀県　京都府　大阪府　兵庫県　奈良県　和歌山県　鳥取県　島根県　岡山県　広島県　山口県　徳島県　香川県　愛媛県　高知県　福岡県　佐賀県　長崎県　熊本県　大分県　宮崎県　鹿児島県　沖縄県　全国

診療年月：H29年04月〜H30年03月 NDBより　　※加算1・2，14日以内・15日以上いずれも合算している

©Mediflora2020

図2●認知症に関する専門性の高い看護師の配置の影響

- 認知症ケア加算2について，認知症に関する専門性の高い看護師の配置は要件とされていないが，急性期一般入院料1もしくは特定機能病院においては，3割以上の施設において専門性の高い看護師が配置されていた。
- これらの施設は，認知症に関する専門性の高い看護師を配置していない施設と比べ，身体的拘束を実施した患者や日数の割合が低かった。

身体的拘束を実施した患者の割合[※1]

	加算1の算定施設	加算2の算定施設	
	専門性の高い看護師の配置あり (n =436)	専門性の高い看護師の配置あり (n =132)	専門性の高い看護師の配置なし (n =247)
中央値（%）	4.2	4.9	5.5
四分位範囲（%）	1.2-8.7	1.8-8.0	2.1-11.4

入院日数に占める身体的拘束を実施した日数の割合[※2]

	加算1の算定施設	加算2の算定施設	
	専門性の高い看護師の配置あり (n =436)	専門性の高い看護師の配置あり (n =132)	専門性の高い看護師の配置なし (n =247)
中央値（%）	3.9	4.7	5.0
四分位範囲（%）	1.0-8.9	1.3-9.7	2.0-11.4

認知症ケア加算2を算定している施設のうち，34.8%（132／379施設）において「認知症に関する専門性の高い看護師」を配置

※上記の「認知症に関する専門性の高い看護師」とは，「認知症看護」の認定看護師（下記参考1の①），「老人看護」又は「精神看護」の専門看護師（下記参考1の②）を指す。

【参考1】認知症ケア加算1における認知症ケアチームの「認知症患者の看護に従事した経験を5年以上有し，認知症看護に係る適切な研修（600時間以上）を修了した専任の常勤看護師」に求められる「認知症治療に係る適切な研修」として認められている研修は以下のとおり。（疑義解釈より）
①日本看護協会認定看護師教育課程「認知症看護」の研修
②日本看護協会が認定している看護系大学院の「老人看護」及び「精神看護」の専門看護師教育課程
③日本精神科看護協会が認定している「精神科認定看護師」ただし，③については認定証が発行されている者に限る。

【出典】労働と看護の質向上のためのデータベース（DiNQL）事業（日本看護協会）
- 2018年10月にDiNQLデータが入力された「急性期一般入院料1」もしくは「特定機能病棟入院基本料一般7対1」のみを算定していた324病院2,306病棟のうち，「認知症ケア加算の算定状況」および「認知症高齢者の日常生活自立度判定基準がランクⅢ以上の患者割合」の両方のデータが入力され，かつ，認知症ケア加算算定の対象となる「認知症高齢者の日常生活自立度判定基準」ランクⅢ以上の患者が1名以上入院していた231施設1,067病棟を対象として集計
- 上記の施設の認知症ケア加算の算定状況は以下のとおり。
  - 認知症ケア加算1：93施設（40.3%，472病棟）・認知症ケア加算の算定なし：57施設（24.7%，194病棟）
  - 認知症ケア加算2：81施設（35.1%，401病棟）
- 表中のデータの算出方法は以下のとおり。
  ※1 「1ヶ月間に身体的拘束を実施した患者数（実人数）」÷「1ヶ月間の病棟の入院実患者数」×100
  ※2 「1ヶ月間に身体的拘束を実施した延べ患者日数」÷「1ヶ月間の病棟の在院患者延べ人数」×100

【参考2】認知症ケア加算における「身体的拘束」に関する要件
- 身体的拘束について
  - ア　身体的拘束は，抑制帯等，患者の身体又は衣服に触れる何らかの用具を使用して，一時的に当該患者の身体を拘束し，その運動を抑制する?動の制限をいうこと。
  - イ　入院患者に対し，日頃より身体的拘束を必要としない状態となるよう環境を整えること。また，身体的拘束を実施するかどうかは，職員個々の判断ではなく，当該患者に関わる医師，看護師等，当該患者に関わる複数の職員で検討すること。
  - ウ　やむを得ず身体的拘束を実施する場合であっても，当該患者の生命及び身体の保護に重点を置いた行動の制限であり，代替の方法が見出されるまでの間のやむを得ない対応として行われるものであることから，できる限り早期に解除するよう努めること。
  - エ　身体的拘束を実施するに当たっては，以下の対応を行うこと。
    - （イ）実施の必要性等のアセスメント　　　（ロ）患者家族への説明と同意
    - （ハ）身体的拘束の具体的行為や実施時間等の記録　　（ニ）二次的な身体障害の予防
    - （ホ）身体的拘束の解除に向けた検討
  - オ　身体的拘束を実施することを避けるために，ウ，エの対応をとらず家族等に対し付添いを強要するようなことがあってはならないこと。
- 身体的拘束を実施した場合の点数については，理由によらず，身体的拘束を実施した日に適用する。この点数を算定する場合は，身体体的拘束の開始及び解除した日，身体的拘束が必要な状況等を診療録等に記載すること。

中央社会保険医療協議会：総会（2019年11月20日 第434回）資料
©Mediflora2020

図3 ●せん妄予防の取り組みを行っていない理由

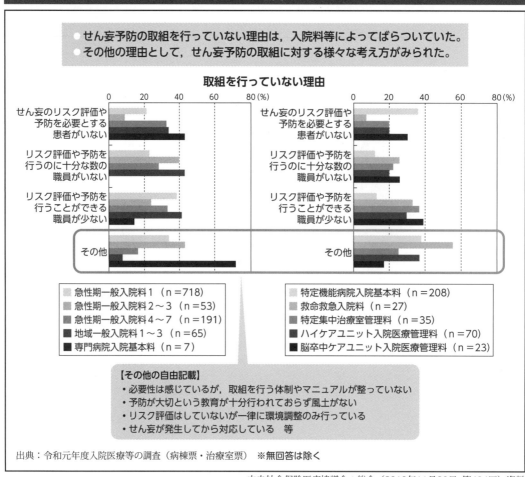

- せん妄予防の取組を行っていない理由は，入院料等によってばらついていた。
- その他の理由として，せん妄予防の取組に対する様々な考え方がみられた。

取組を行っていない理由

（左）
- せん妄のリスク評価や予防を必要とする患者がいない
- リスク評価や予防を行うのに十分な数の職員がいない
- リスク評価や予防を行うことができる職員が少ない
- その他

（右）
- せん妄のリスク評価や予防を必要とする患者がいない
- リスク評価や予防を行うのに十分な数の職員がいない
- リスク評価や予防を行うことができる職員が少ない
- その他

- 急性期一般入院料1（n＝718）
- 急性期一般入院料2～3（n＝53）
- 急性期一般入院料4～7（n＝191）
- 地域一般入院料1～3（n＝65）
- 専門病院入院基本料（n＝7）

- 特定機能病院入院基本料（n＝208）
- 救命救急入院料（n＝27）
- 特定集中治療室管理料（n＝35）
- ハイケアユニット入院医療管理料（n＝70）
- 脳卒中ケアユニット入院医療管理料（n＝23）

【その他の自由記載】
- 必要性は感じているが，取組を行う体制やマニュアルが整っていない
- 予防が大切という教育が十分行われておらず風土がない
- リスク評価はしていないが一律に環境調整のみ行っている
- せん妄が発生してから対応している　等

出典：令和元年度入院医療等の調査（病棟票・治療室票）　※無回答は除く

中央社会保険医療協議会：総会（2019年11月20日　第434回）資料
©Mediflora2020

全国平均は3割程度ですが，日本全国で差があることが分かります。主要都市である東京，大阪，福岡について特に分かりやすく色を濃くしていますが，西へ行くに従って徐々に割合が下がっている傾向が分かります。

身体拘束を行うと，認知症ケア加算算定が減算につながってしまうため，身体拘束をしないことで患者のQOL向上のみならず病院収入にもプラスになります。急性期の治療を行うに当たり，どうしても身体拘束が必要なシーンもありますが，できることならば全国の平均を目指していきたいところです。

2020年度診療報酬改定に向けた話し合いの中でも，認知症患者に対する身体拘束について議論されています。中医協の資料では**図2**のように，専門性の高い看護師の配置が身体拘束の抑制に影響していることが取り上げられていました。

ある病院では，看護部の認知症に対する知識のテストを行ったところ，理解度が平均6割であることが分かり，急遽全職員対象に認知症に関する勉強会を開い

図4●2020年度せん妄対策の加算の新設

せん妄ハイリスク患者ケア加算の創設

▶ 一般病棟入院基本料等を算定する病棟において，入院早期にせん妄のリスク因子をスクリーニングし，ハイリスク患者に対して非薬物療法を中心としたせん妄対策を行うことについて，新たな評価を行う。

（新）　せん妄ハイリスク患者ケア加算　100点（入院中1回）

【算定要件】
　施設基準に適合しているものとして届け出た保険医療機関に入院している患者について，せん妄のリスク因子の確認及びハイリスク患者に対するせん妄対策を行った場合に，入院中1回に限り，所定点数に加算する。

[対象となる入院料]

急性期一般入院基本料	特定集中治療室管理料
特定機能病院入院基本料（一般病棟）	ハイケアユニット入院医療管理料
救命救急入院料	脳卒中ケアユニット入院医療管理料

【施設基準】
（2）せん妄の**リスク因子の確認のためのチェックリスト**及びハイリスク患者に対する**せん妄対策のためのチェックリスト**を作成していること。

[せん妄のリスク因子の確認]

- □ 70歳以上
- □ 脳器質的障害
- □ 認知症
- □ アルコール多飲
- □ せん妄の既往
- □ リスクとなる薬剤
- □ 全身麻酔の手術

[ハイリスク患者に対する対策]

- □ 認知機能低下に対する介入
- □ 脱水の治療・予防
- □ リスクとなる薬剤の漸減・中止
- □ 早期離床の取組
- □ 疼痛管理の強化
- □ 適切な睡眠管理
- □ 本人・家族への情報提供

〈せん妄対策のイメージ〉

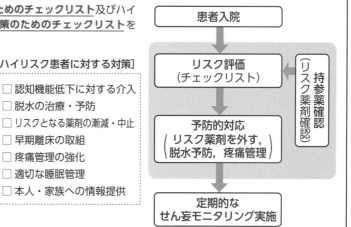

患者入院 → リスク評価（チェックリスト）（持参薬確認（リスク薬剤確認）） → 予防的対応（リスク薬剤を外す，脱水予防，疼痛管理） → 定期的なせん妄モニタリング実施

厚生労働省：令和2年度診療報酬改定説明資料等について 説明資料01 令和2年度診療報酬改定の概要（令和2年3月5日版）より引用，一部改変

©Mediflora2020

て対応が行われました。この病院では，職員の努力の甲斐があり，半年で病院全体の身体拘束率は3割を大きく下回ることができました。専門性を高めることの大切さがよく分かる事例です。

　今まで認知症・せん妄とセットで語られていましたが，2020年度診療報酬改定では「せん妄」について単独で取り上げられています。急性期治療においては，高齢化による認知症の対応も大切ですが，せん妄対策も重要になることは言うまでもありません。既に多くの病院でせん妄予防の取り組みは行われてきましたが，そうでない病院もあることが示されています（**図3**）。

　このことを受け，せん妄ハイリスク患者ケア加算が創設されました（**図4**）。

別紙様式7の3

せん妄ハイリスク患者ケア加算に係るチェックリスト

(患者氏名)＿＿＿＿＿＿＿＿＿殿

入院日　　　　　：令和　　年　　月　　日
リスク因子確認日：令和　　年　　月　　日
せん妄対策実施日：令和　　年　　月　　日

1．せん妄のリスク因子の確認

（該当するものにチェック）
□ 70歳以上
□ 脳器質的障害
□ 認知症
□ アルコール多飲
□ せん妄の既往
□ リスクとなる薬剤（特にベンゾジアゼピン系薬剤）の使用
□ 全身麻酔を要する手術後又はその予定があること

2．ハイリスク患者に対するせん妄対策

（リスク因子に1項目以上該当する場合は，以下の対応を実施）
□認知機能低下に対する介入（見当識の維持等）
□脱水の治療・予防（適切な補液と水分摂取）
□リスクとなる薬剤（特にベンゾジアゼピン系薬剤）の漸減・中止
□早期離床の取組
□疼痛管理の強化（痛みの客観的評価の併用等）
□適切な睡眠管理（非薬物的な入眠の促進等）
□本人及び家族へのせん妄に関する情報提供

3．早期発見

せん妄のハイリスク患者については，せん妄対策を実施した上で，定期的にせん妄の
有無を確認し，早期発見に努める。

※1　せん妄のリスク因子の確認は入院前又は入院後3日以内に行う。
※2　せん妄対策はリスク因子の確認後速やかに行う。

©Mediflora2020

せん妄は発症させないことが大切ですね。患者ケアの質をより向上させることで自分たちの業務量を増やさないという副産物もあります。入院前または入院後3日以内にリスク評価を行う必要がありますので，誰がどこで評価を行うか，院内ルールを決めて運用していきましょう（**資料**）。

引用・参考文献
1）中央社会保険医療協議会：総会（2019年11月20日　第434回）資料
2）厚生労働省：令和2年度診療報酬改定説明資料等について　説明資料01　令和2年度診療報酬改定の概要（令和2年3月5日版）

第3章 **項目別の特徴と数値の見方**

point

1. 看護必要度はA項目（モニタリング及び処置等），B項目（患者の状況等），C項目（手術等の医学的状況）の3つから成り立っている

2. 各項目の特徴を押さえることで，どのような患者が急性期病院たる指標なのか考えよう

3. 特にB項目は，日々のチェックでデータ精度をキープしよう

ここから，特別に〇年度改定等の記載がなければ，2020（令和2）年度改定で変更した後の看護必要度に関するお話になります。

看護必要度A項目（モニタリング及び処置等）(表1)

　まずはA項目について，自院の状況を把握してみましょう。A項目には次の6つの特徴があります。

---

1. ケースミックス（疾患構成）や院内にある機器の数により，病院ごとに差異が生じる
2. 基本的に，保険請求データ（データ提出加算を行っている病院ならばEFファイル，救急搬送については様式1等）と突き合わせることにより，ある程度精度を確認することができる
3. 保険請求データに関係するため，入院単価と関係性が強い
4. 急性期度合いの高い病院は，A項目の得点が高い症例が多い
5. 在院日数が長くなればなるほど，合計点数は下がっていく
6. 看護師のみならず，薬剤師や医事課職員との協力が可能

　これらの視点を持って，自院データを見ていきましょう。**図1**は重症度評価の一つである「A得点2点以上かつB得点3点以上」という条件中の「A得点2点以上」の部分にフォーカスし，該当する症例の割合と入院単価の関係性について

表1●2020年度　A項目

A	モニタリング及び処置等	0点	1点	2点
1	創傷処置（①創傷の処置〈褥瘡の処置を除く〉，②褥瘡の処置）	なし	あり	−
2	呼吸ケア（喀痰吸引のみの場合を除く）	なし	あり	−
3	点滴ライン同時3本以上の管理	なし	あり	−
4	心電図モニターの管理	なし	あり	−
5	シリンジポンプの管理	なし	あり	−
6	輸血や血液製剤の管理	なし	あり	−
7	専門的な治療・処置 （①抗悪性腫瘍剤の使用〈注射剤のみ〉，②抗悪性腫瘍剤の内服の管理，③麻薬の使用〈注射剤のみ〉，④麻薬の内服，貼付，坐薬の管理，⑤放射線治療，⑥免疫抑制剤の管理〈注射のみ〉，⑦昇圧剤の使用〈注射剤のみ〉，⑧抗不整脈剤の使用〈注射剤のみ〉，⑨抗血栓塞栓薬の持続点滴の使用，⑩ドレナージの管理，⑪無菌治療室での治療）	なし	−	あり
8	救急搬送後の入院（5日間） ⇒Ⅱも評価名称が「緊急に入院を必要とする状態」に（救急医療管理加算・夜間休日救急搬送医学管理料）	なし	−	あり

©Mediflora2020　　　　　　※色字は2020年度変更内容

表1●A項目2点以上の割合と入院単価

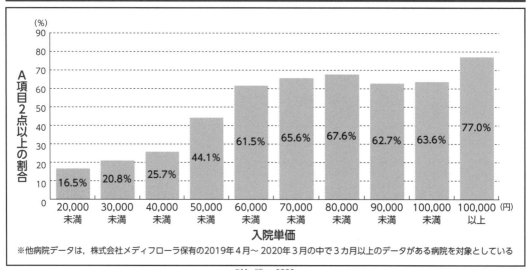

※他病院データは，株式会社メディフローラ保有の2019年4月〜2020年3月の中で3カ月以上のデータがある病院を対象としている

©Mediflora2020

　見たものです（※一部の病院を対象とした調査であるため，あくまで参考までにご覧ください）。

　図1のように，2018（平成30）年度制度までは，A得点2点以上の割合が高

いほど入院単価も高くなる傾向にあり，10対1病院に比べて7対1病院の方が割合は高い傾向にありました。しかし，2020年度制度では評価が増えたA8「救急搬送後の入院」の影響が強くなったことから，一概に入院単価との関係性が強いとは言いにくくなったことが考えられます（救急搬送症例は感染症等の内科系症例も多いため）。

　それでは，A8「救急搬送後の入院」の影響を除外してみましょう。

　図2のように，A8「救急搬送後の入院」を除外した方が入院単価との関係性が強く出てくることが分かります。後に示すC項目と同様に，A項目は単独でも経営指標とすることができます。上記分析では看護必要度IIの値を見ていますが，この傾向は看護必要度IとIIでは基本的に変わりありません。

　次に，A項目の詳細を**図3**に示しています。こちらは先の特徴で示したとおり，各病院が保有している機器の数やケースミックスにより異なりますが，中でも「専門的な治療・処置」や「シリンジポンプの管理」，「点滴ライン同時3本以上の管理」の，より急性期度合いの高いと考えられる項目について，急性期一般入院料4に比べて急性期一般入院料1の方が割合は高くなっています。

　反対に，高齢者が集まる地域密着型の総合病院では呼吸器疾患が多く，「呼吸ケア」について急性期一般入院料4の方が「あり」となる割合が高くなっています。また，「心電図モニターの管理」はいずれの入院料も高くなっています。

　特に第1章・第2章でも解説したとおり，「心電図モニターの管理」に関して

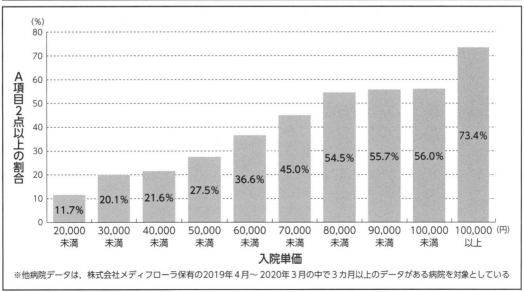

図2●A項目2点以上の割合と入院単価（救急搬送を除外）

※他病院データは，株式会社メディフローラ保有の2019年4月〜 2020年3月の中で3カ月以上のデータがある病院を対象としている

©Mediflora2020

は診療報酬改定ごとに議論がなされている項目です。「心電図モニターの管理」項目の割合が高すぎないかどうか，適正に実施されているかどうかという視点に立ち，次回以降の診療報酬改定を考慮の上，自院の数値を確認してください。

さらに，看護必要度ⅠとⅡの違いについても見てみましょう（**図3，4**）。看護必要度ⅠとⅡで異なる評価になるもの，そうではないものもあり，それは各項目の特徴により異なります。

「創傷処置」に該当するコードが入院料に包括されるコードが含まれているた

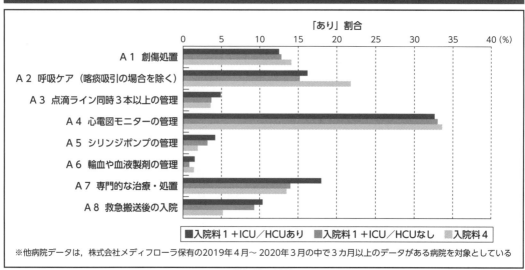

図3●入院料別A項目詳細　看護必要度Ⅰ

※他病院データは，株式会社メディフローラ保有の2019年4月〜 2020年3月の中で3カ月以上のデータがある病院を対象としている

©Mediflora2020

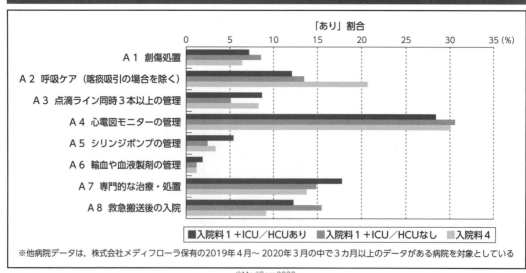

図4●入院料別A項目詳細　看護必要度Ⅱ

※他病院データは，株式会社メディフローラ保有の2019年4月〜 2020年3月の中で3カ月以上のデータがある病院を対象としている

©Mediflora2020

め，看護必要度Ⅱの方が低くなっています。呼吸ケアは，第４章でも述べますが，Ⅱでは含まれない「体位ドレナージ」等がⅠでは「あり」となるため，異なる評価となっています。また，「点滴ライン同時３本以上の管理」はそもそもⅠとⅡでは概念が異なるので，数値が異なっています。

救急搬送についても，看護必要度Ⅰと異なりⅡではウォークインの救急患者でも算定が可能な「救急医療管理加算」等が対象になっているために，異なる結果となっています。特に，ICU／HCUを有する病院の場合には，「救急搬送後の入院」に該当する患者が一般病棟ではなくICU／HCUに入院することがあるため，同じ急性期一般入院料１でもICU／HCUがある病院の方が看護必要度Ⅱの「救急搬送後の入院」が低くなっていると考えられます。

自院のデータと比較を行う際には，自院に比べて「高ければ良い」「低ければ悪い」ということではなく，「自院の数値を知る」ということを意識して数値を見ましょう。

ちなみに，2020年度診療報酬改定でＡ項目７番「専門的な治療・処置」内の薬剤については，看護必要度Ⅱのリストと同じもののみをチェックすることになりました。第２章P.61の「疑義解釈その１」に詳細を示してありますが，2018年度診療報酬改定の疑義解釈では「看護必要度Ⅱのリストに入っていない新薬等について，看護必要度の項目に当てはまる作用のある薬剤があれば，病院の判断で『あり』としてよい」と示されていたのですが，それが覆されて「看護必要度Ⅱのリストにある薬剤だけ『あり』となる」としています。しかし，このリストは定期的に見直すことも記されているため，この看護必要度Ⅱのリストが更新されていないかどうか最新情報を定期的にご確認ください。

Ａ項目「専門的な治療・処置」について，入院料別の詳細を**図5**に示します（先述したとおり，この項目はほとんどが看護必要度ⅠとⅡが同じものになっているため，看護必要度Ⅱの結果のみ示しています）。

また，Ａ項目におけるデータ精度を向上させるためには，多職種との連携が効果的です。2016（平成28）年度診療報酬改定から，看護職以外でも看護必要度の評価者となれることになりました（院内研修が必要）。看護必要度Ⅰの評価であれば，創傷処置は皮膚・排泄ケア認定看護師（以下，WOC）がいる病院ではWOCがチェックを担当する，リハビリ部門と協力して評価を行うなど，専門領域ごとに役割を分散させることで仕事の効率化を図る病院は徐々に増えてきました。また，看護必要度Ⅱとの兼ね合いから，医事課を中心に保険請求データ等と統合させることもデータ精度の向上に有効です。

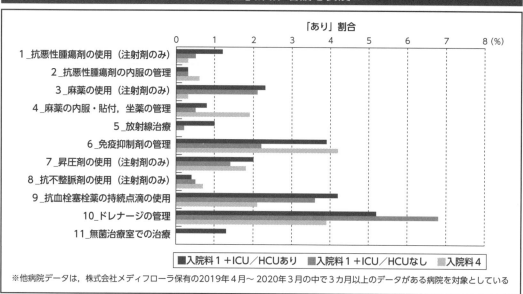

※他病院データは，株式会社メディフローラ保有の2019年4月〜 2020年3月の中で3カ月以上のデータがある病院を対象としている

©Mediflora2020

看護必要度B項目（患者の状況等）(表2)

次に，B項目について見ていきましょう。

表2●2020年度 B項目

B	患者の状況等	患者の状態				介助の実施	
		0点	1点	2点		0点	1点
9	寝返り	できる	何かにつかまればできる	できない		−	−
10	移乗	自立	一部介助	全介助	×	実施なし	実施あり
11	口腔清潔	自立	要介助	−		実施なし	実施あり
12	食事摂取	自立	一部介助	全介助		実施なし	実施あり
13	衣服の着脱	自立	一部介助	全介助		実施なし	実施あり
14	診療・療養上の指示が通じる	はい	いいえ	−		−	−
15	危険行動	ない	−	ある		−	−

©Mediflora2020

※色字は2020年度変更内容

Ｂ項目には次の８つの特徴があります。

---

1. 患者の状態は基本的に病院の急性期度合いに**大きく関係しない**
2. １点のみ「あり」となるよりも，複数「あり」となる症例が多い
3. 旧７対１病院（特に特定機能病院）の方が旧10対１病院に比べて平均年齢が低いため，合計点数が低い症例が多い
4. 保険請求データとの関係性は低いため，Ｂ点数が高い症例が多くとも入院単価は高くならない
5. 高齢者が多い病院，感染症が多い病院（特に冬季）は点数が高くなりやすい
6. 特に認知症を有する症例の場合には在院日数との関係性は低い
7. 看護師のみならずリハビリテーションスタッフ等との協力が可能
8. 根拠となる記録が不要になったため，**データ精度は日々のチェック体制が鍵**

A項目同様に，Ｂ項目についても弊社所有データと公開データを用いて病院間比較を行いました（**図6**）。A項目と異なり，Ｂ得点が高い症例が多くなろうとも入院単価は高くならず，むしろ低くなっているようです。

また，特定機能病院入院基本料７対１については非常に低い割合になっていますが，急性期一般入院料では同じ入院料でも病院間で割合には大きな差があるこ

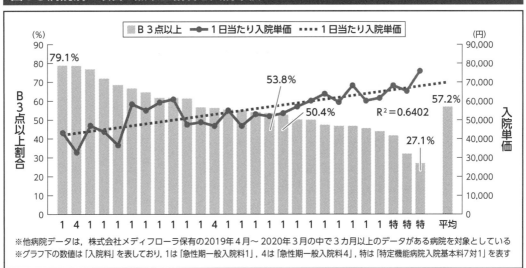

図6●病院別B項目3点以上割合と入院単価

※他病院データは，株式会社メディフローラ保有の2019年4月〜 2020年3月の中で3カ月以上のデータがある病院を対象としている
※グラフ下の数値は「入院料」を表しており，1は「急性期一般入院料1」，4は「急性期一般入院料4」，特は「特定機能病院入院基本料7対1」を表す

©Mediflora2020

とも分かります。特に，地域密着型の総合病院では非常に高い割合になっています。

　自院データが他病院に比べて「非常に高い」または「極端に低い」場合には，日々の看護必要度のチェック体制に注意が必要です。

　B項目は他の項目と異なり，請求データなどのデジタルデータと突き合わせて精度を確認することができないことが最大の特徴となります。そのため，データ精度の確認にはデータの矛盾を突くとよいです。

　データ矛盾の例を念頭に置いて精度チェックを行うことで，漏れは少なくなります。例えば，いろいろな可能性はありますが，データが矛盾している可能性が高い例として次の場合があります。

- 整形外科等の日常生活動作に何等かの不自由があると想定される入院患者の**入院日の点数**が0点と極端に低い場合
- 寝返りについて**「全介助」**が続いていた症例が，ある数日**「介助なし」**になり，再び**「全介助」**となる場合
- 食事が出ている患者について，口腔清潔と食事介助はある程度関係している。**口腔清潔について「介助あり」となっている患者が，食事介助について「全介助」**である場合
- 何も点数が付いていなかった患者が，**ある日突然「あり」となっている場合**

　また，認知症の項目についても病院間比較をしてみましょう。弊社所有データのうち，認知症の2項目について「あり」としている割合を**図7**に示しています。このように，医療機関によって非常に差があります。自院の患者像を考えた上で

図7●病院別B項目認知症2項目

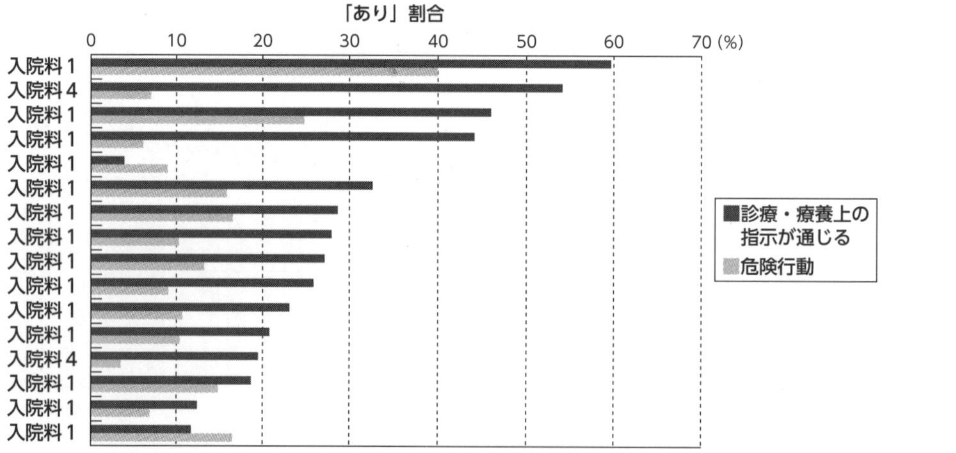

※他病院データは，株式会社メディフローラ保有の2019年4月〜2020年3月の中で3カ月以上のデータがある病院を対象としている

©Mediflora2020

割合を見ていきましょう。

2020年度診療報酬改定では，Ｂ項目のチェックに対する根拠となる記録が不要になりました。不要な記録がなくなったことで，かなり楽になったという声を聞く一方，記録を振り返ってデータ精度を高める取り組みがしにくくなったことに不安を感じている病院もあるようです。

2020年度の変更では，ある項目が「全介助」にチェックが付いていても，介助の事実がなければ「０点」になってしまいます。今までと同じようにチェックを行っていれば点数に大きな変化は起こらないはずですが，人が介在している限りミスが起こらないとはいい切れません。

ポイントは，日々のチェック体制です。担当者とリーダーとでダブルチェックを行っている病院が多いと思いますが，もし今もダブルチェックを行っていないのであれば，根拠となる記録が不要になった時間をダブルチェックの時間に回し，Ｂ項目のデータ精度を安定化させていきましょう。

看護必要度Ｃ項目（手術等の医学的状況）

最後に，Ｃ項目を見ていきましょう。Ｃ項目は2016年度に新しく加わった項目です。

表3●2020年度　Ｃ項目

Ｃ	手術等の医学的状況	0点	1点
16	開頭手術（13日間）	なし	あり
17	開胸手術（12日間）	なし	あり
18	開腹手術（7日間）	なし	あり
19	骨の手術（11日間）	なし	あり
20	胸腔鏡・腹腔鏡手術（5日間）	なし	あり
21	全身麻酔・脊椎麻酔の手術（5日間）	なし	あり
22	救命等に係る内科的治療（5日間） （①経皮的血管内治療，②経皮的心筋焼灼術等の治療，③侵襲的な消化器治療）	なし	あり
23	別に定める検査（2日間）	なし	あり
24	別に定める手術（6日間）	なし	あり

©Mediflora2020　　　※色字は2020年度変更内容

C項目には次の4つの特徴があります。A項目の特徴と似ている部分があります。

1. 保険請求データ（データ提出加算を行っている病院ならばEFファイル）
   と突合させることにより，精度を確認することができる
2. 保険請求データに関係するため，入院単価と関係性が強い
3. 日数が特定されているため，クリティカルパスを作成するに当たり参考
   にしやすい
4. 在院日数が長くなるほど点数が下がる

2020年度診療報酬改定で，C項目に該当する手術や検査等のレセプトコード
が明確化（看護必要度Ⅱのマスタに統一）されたため，看護必要度Ⅰでもチェッ
クの負担がかなり減った病院が多いと思います（**表3**）。

C項目について，弊社所有データを用いてC項目1点以上ありとなる割合を見
ていきましょう。**図8**のとおり，A項目と同様にC項目1点以上の割合が高いほ
ど入院単価も高い傾向にありますので，C項目についても経営指標として見るこ
とができます。

次に入院料別のC項目の詳細を示しています（**図9**）。やはり，急性期一般入
院料1の方が，急性期一般入院料4に比べていずれの割合も高くなっています。

C項目はA及びB項目と異なり，実施日のみならずその後数日間「あり」とな
ります。そのため，チェック日数の管理もデータ精度を向上するに当たり大切な

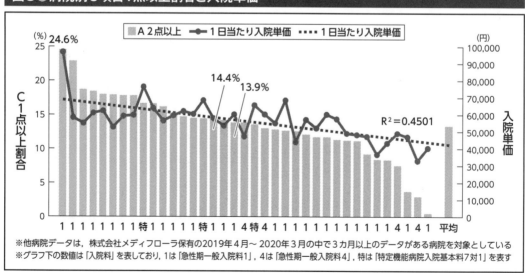

図8●病院別C項目1点以上割合と入院単価

※他病院データは，株式会社メディフローラ保有の2019年4月〜 2020年3月の中で3カ月以上のデータがある病院を対象としている
※グラフ下の数値は「入院料」を表しており，1は「急性期一般入院料1」，4は「急性期一般入院料4」，特は「特定機能病院入院基本料7対1」を表す

©Mediflora2020

図9●入院料別C項目詳細

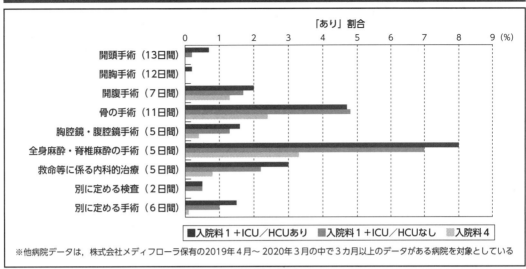

※他病院データは，株式会社メディフローラ保有の2019年4月～2020年3月の中で3カ月以上のデータがある病院を対象としている

©Mediflora2020

点です。看護必要度記録システムにより記入の方法は異なりますが，もし前日の記録をコピーして当日の変更点のみをチェックしなおすという方法を取っているとしたら，注意が必要です。例えば，骨の手術（11日間）のケースでは，チェックを外すことを忘れてしまい1日長くチェックしてしまっていたといったようなミスが発生しやすくなります。

　特に日数管理についてミスが発生しやすいのため，できる限りシステム的にミスが発生しないよう対応した方がよいと思います。

項目別分析まとめ

　重症度割合を気にしている病院は多いのですが，項目別に分析している病院は少ないように感じています。自院がなぜ今の重症度割合なのかを知るために，項目別の視点も重要です。特にA項目とC項目については保険請求データと関係しているため，入院単価と関係しており，経営指標になり得ます。看護必要度の項目には急性期病院としてあるべき患者像が詰まっていますので，まずは項目ごとの理解を深めてほしいと思います。

看護必要度Ⅰ・Ⅱの違いは？
看護必要度Ⅱのために考えること

☝ point

1. 看護必要度Ⅱの評価に移行しよう。診療報酬改定ではⅡへの移行を促している

2. 看護必要度ⅠとⅡは＝（イコール：同じ）ではなく≒（ニアリーイコール：ほとんど等しい）

3. 看護必要度Ⅱの評価に自信が持てるよう，院内の運用ルールを見直そう

特に看護必要度Ⅱの評価に完全移行していない病院の皆さんは，この章をしっかり読み込んで「自院の課題」と「改善に向けた具体的な方法」を考えてください。

2020（令和2）年度診療報酬改定で扱われた看護必要度Ⅱへの移行の意義

　2018（平成30）年度診療報酬改定より新設された看護必要度Ⅱについて，Ⅱに移行した理由が調査され，分析されました。**図1**は2018年に行われた調査です。2018年度の看護必要度Ⅱを届け出る理由は「評価記入者の負担軽減」が一番に挙がっています。看護必要度ⅡはA項目とC項目について評価をする必要がないため，評価者や看護師の業務負担の軽減ができ，その業務を患者ケア等に費やすことで「患者サービス向上」ができます。それを目的として看護必要度Ⅱに移行した病院が最も多い結果となりました。

　それでは，診療報酬改定翌年の2019（令和元）年の調査はどうでしょうか（**図2**）。看護必要度Ⅱを届け出る理由の順位が変わっています。1位と2位が逆になっており，2019年調査では「評価できる体制が整った」という理由が1位となっています。つまり，看護師業務の負担軽減になるとは分かっていても，システム的に対応ができていないと，看護必要度Ⅱへの移行は安心して決定が出せないということです。この調査結果からも，看護必要度Ⅱへの移行はシステム対応と一緒に行うべきであるということが分かると思います。

　第2章で述べたとおり，看護必要度の評価は制度的に看護必要度ⅠからⅡへ誘

○重症度，医療・看護必要度Ⅱを届出ている理由をみると，「重症度，医療・看護必要度Ⅱの届出に必要な診療実績情報データによる評価体制が整っており，Ⅰよりも評価票記入者の負担が軽減されるため」が多かった。

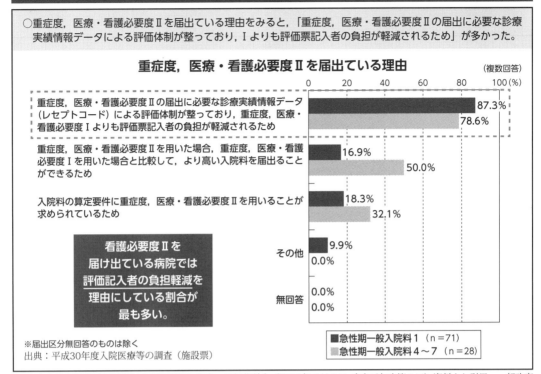

重症度，医療・看護必要度Ⅱを届出ている理由

※届出区分無回答のものは除く
出典：平成30年度入院医療等の調査（施設票）

中央社会保険医療協議会 入院医療等の調査・評価分科会（2019年6月7日 令和元年度第2回）資料より引用，一部改変
©Mediflora2020

○重症度，医療・看護必要度Ⅱを届出ている理由をみると，「Ⅱの届出に必要な診療実績情報データによる評価体制が整っているため」が多かった。

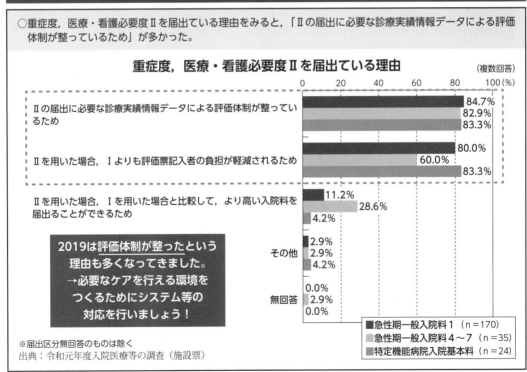

重症度，医療・看護必要度Ⅱを届出ている理由

※届出区分無回答のものは除く
出典：令和元年度入院医療等の調査（施設票）

中央社会保険医療協議会 総会（2019年10月18日 第426回）資料より引用，一部改変
©Mediflora2020

導されています。2020年度診療報酬改定では，400床以上の病院（急性期一般入院料1～6）では看護必要度Ⅱの評価が必須となり，さらに看護必要度Ⅰよりも看護必要度Ⅱの方が入院料の基準は易しくなっています。看護必要度Ⅱに安心して移行する体制を整えましょう。

今更聞けない！看護必要度Ⅰって何？ Ⅱって何？

　さて，看護必要度ⅠとⅡについて，「どうも違いが分からない」という声もあることから，ここで簡単に解説します。
　看護必要度ⅠとⅡの違いは，大きく分けて①評価者，②評価している内容，の2点です。

❶評価者が違う

　「誰が評価を行うか」を基準にして簡単に説明をすると，看護必要度Ⅰは看護師がすべての評価を行い，看護必要度Ⅱは看護師と医事課（または診療情報管理室等の診療行為をデータとして管理する部門）が共同で評価を行うもの，という違いがあります。そもそも，看護必要度は評価者を看護師と想定したもので，看護必要度Ⅱの評価者が看護師ではないことに疑問を投げかける人がいたという歴史があります。

❷評価している内容が違う

　看護必要度Ⅱに関する頻度の多い質問をご紹介しましょう。

【質問】
　看護必要度ⅠとⅡで評価結果が異なることについて，その差異の理由はどこにあるのでしょうか。自分としては，創傷処置は消毒薬の使用の有無などで医事課データが異なるのではないかと考えますが，きちんと説明できません。ⅠとⅡでの評価結果が違ってしまうのは問題ではないのですか？

　私の答えは次のとおりです。

【回答】

　ⅠとⅡの重症度はある程度差異は出ます。

　理由は，①看護必要度Ⅰ＝看護必要度Ⅱではありません。≒です。

　看護必要度のデータ精度に問題がある場合は，②看護必要度Ⅰ：記録漏れ＆過誤，看護必要度Ⅱ：実施しているのにEFファイルに上がっていないor③EFファイルに上げるタイミングに課題あり，この3点です。

　大切なことは，看護必要度Ⅱの厚労省マスタに則った時にどの程度の割合になるか知っておくことです。

　看護必要度ⅠとⅡに関する多くの勘違いの一つは，「ⅠとⅡは限りなく同じである＝1つでも異なっていたらダメ」という思い込みです。そもそも看護必要度ⅠとⅡは概念が全く違うものです。看護必要度Ⅰは純粋に実施した内容に対する評価（根拠は記録）であり，看護必要度Ⅱは医療行為（レセプトコード）に対して実施したかどうかという評価（根拠は診療行為明細）であるということです。

　例えば，質問にある「創傷処置」ですが，看護必要度Ⅱマスタは表1のようになっています。

表1●看護必要度Ⅱマスタ　A項目創傷処置（2020年度制度）

項目	no	重症度，医療・看護必要度項目	レセプト	診療行為名称
A	1	創傷処置（①創傷の処置（褥瘡の処置を除く））	140000610	創傷処置（100cm²未満）
A	1	創傷処置（①創傷の処置（褥瘡の処置を除く））	140000710	創傷処置（100cm²以上500cm²未満）
A	1	創傷処置（①創傷の処置（褥瘡の処置を除く））	140000810	創傷処置（500cm²以上3,000cm²未満）
A	1	創傷処置（①創傷の処置（褥瘡の処置を除く））	140000910	創傷処置（3,000cm²以上6,000cm²未満）
A	1	創傷処置（①創傷の処置（褥瘡の処置を除く））	140001010	創傷処置（6,000cm²以上）
A	1	創傷処置（①創傷の処置（褥瘡の処置を除く））	140032010	熱傷処置（100cm²未満）
A	1	創傷処置（①創傷の処置（褥瘡の処置を除く））	140032110	熱傷処置（100cm²以上500cm²未満）
A	1	創傷処置（①創傷の処置（褥瘡の処置を除く））	140032210	熱傷処置（500cm²以上3,000cm²未満）
A	1	創傷処置（①創傷の処置（褥瘡の処置を除く））	140036510	熱傷処置（3,000cm²以上6,000cm²未満）
A	1	創傷処置（①創傷の処置（褥瘡の処置を除く））	140036610	熱傷処置（6,000cm²以上）
A	1	創傷処置（①創傷の処置（褥瘡の処置を除く））	140034830	電撃傷処置（100cm²未満）
A	1	創傷処置（①創傷の処置（褥瘡の処置を除く））	140034930	電撃傷処置（100cm²以上500cm²未満）
A	1	創傷処置（①創傷の処置（褥瘡の処置を除く））	140035030	電撃傷処置（500cm²以上3,000cm²未満）
A	1	創傷処置（①創傷の処置（褥瘡の処置を除く））	140035130	電撃傷処置（3,000cm²以上6,000cm²未満）
A	1	創傷処置（①創傷の処置（褥瘡の処置を除く））	140035230	電撃傷処置（6,000cm²以上）
A	1	創傷処置（①創傷の処置（褥瘡の処置を除く））	140035430	薬傷処置（100cm²未満）
A	1	創傷処置（①創傷の処置（褥瘡の処置を除く））	140035530	薬傷処置（100cm²以上500cm²未満）
A	1	創傷処置（①創傷の処置（褥瘡の処置を除く））	140035630	薬傷処置（500cm²以上3,000cm²未満）
A	1	創傷処置（①創傷の処置（褥瘡の処置を除く））	140035730	薬傷処置（3,000cm²以上6,000cm²未満）
A	1	創傷処置（①創傷の処置（褥瘡の処置を除く））	140035830	薬傷処置（6,000cm²以上）
A	1	創傷処置（①創傷の処置（褥瘡の処置を除く））	140036030	凍傷処置（100cm²未満）
A	1	創傷処置（①創傷の処置（褥瘡の処置を除く））	140036130	凍傷処置（100cm²以上500cm²未満）
A	1	創傷処置（①創傷の処置（褥瘡の処置を除く））	140036230	凍傷処置（500cm²以上3,000cm²未満）
A	1	創傷処置（①創傷の処置（褥瘡の処置を除く））	140036330	凍傷処置（3,000cm²以上6,000cm²未満）
A	1	創傷処置（①創傷の処置（褥瘡の処置を除く））	140036430	凍傷処置（6,000cm²以上）
A	1	創傷処置（②褥瘡の処置）	140048610	重度褥瘡処置（100cm²未満）
A	1	創傷処置（②褥瘡の処置）	140048710	重度褥瘡処置（100cm²以上500cm²未満）
A	1	創傷処置（②褥瘡の処置）	140048810	重度褥瘡処置（500cm²以上3,000cm²未満）
A	1	創傷処置（②褥瘡の処置）	140048910	重度褥瘡処置（3,000cm²以上6,000cm²未満）
A	1	創傷処置（②褥瘡の処置）	140049010	重度褥瘡処置（6,000cm²以上）
A	1	創傷処置（②褥瘡の処置）	140700110	長期療養患者褥瘡等処置

©Mediflora2020

表1を見てもらうと，先の質問の答えが分かると思います。「創傷処置」は消毒薬ではなく創傷処置という「レセプトコード」に基づいていることが分かります。つまりポイントは，「何を実施したか」ではなく，「（実施した内容に基づいて）何が算定されているか」となりますので，次の2点を押さえることが大切です。

- 何が算定されると看護必要度として何が「あり」となるのか知る
- 医事課データに上がらなければ看護必要度として評価されない

看護必要度Ⅱで用いる「DPCデータ」はどう作られているのか？

　DPCデータの詳細については，分析の視点と合わせて第6章で詳しく解説しますが，まず看護必要度Ⅱで用いるDPCデータがどのように作られているのかを知りましょう。DPCデータと一括りに言っても，DPCデータの中には複数のデータファイルが含まれます。DPCデータのうち，看護必要度Ⅱの分析では次のデータを用いて数値が計算されます。

【看護必要度Ⅱの重症度割合を計算するために用いるDPCデータ】
- **Hファイル**：看護必要度詳細データ
- **EFファイル**：出来高レセプト情報（実施した医療行為の明細）。Eファイルは診療明細情報，Fファイルは行為明細情報

　Hファイルは看護部を中心として評価されたデータで，EFファイルは医事課または診療情報管理室を中心としてレセプトコードの医療行為が記録されたデータです。

　看護必要度Ⅱとして各項目が「あり」となるためには，先に述べたレセプトコードと共に実施日が重要になります。EFファイルの情報にはレセプトコードだけではなく「実施日」という情報も入っており，その実施日が看護必要度における評価日と同じ扱いとなります。

　例えば，内服薬は多くの場合，「実施日」が「投与日」ではなく「処方日」になっています。そうなると，該当の内服薬がレセプトコードとしてEFファイルに上がっていたとしても，処方日のみに看護必要度Ⅱ「あり」となってしまい，実際に処方日以外の日には「あり」とならないことになります（**表2**）。

表2●内服薬における「処方日」と「投与日」の関係

パターン1	〇月1日	〇月2日	〇月3日	〇月4日	〇月5日	〇月6日
EFファイル実施日 ＝処方日	●					
処方日	● 1×5日分					
投与日	●	●	●	●	●	
看護必要度Ⅱ「あり」	●	×	×	×	×	

パターン2	〇月1日	〇月2日	〇月3日	〇月4日	〇月5日	〇月6日
EFファイル実施日 ＝投与日	●	●	●	●	●	
処方日	● 1×1日分	● 1×1日分	● 1×1日分	● 1×1日分	● 1×1日分	
投与日	●	●	●	●	●	
看護必要度Ⅱ「あり」	●	●	●	●	●	

©Mediflora2020

　ただし，処方日を投与日と同じようにした結果，著しく重症度割合が高くなるかというと，実際にはそうではありません。もし，入院料の基準を考えると自院の重症度割合がギリギリになるのであれば，処方日と投与日が等しくなるようにシステム的な対応をした方が安心だと思います。

　他にも，例えば先述した創傷処置について「包括される項目だから＝請求できないから」という理由でデータに上げていない病院もあるようです。基本的には看護必要度Ⅱのリストに載っている内容を実施したら確実にEFファイルにデータを上げるように，医事課を中心にEFファイルのデータ作成にかかわる皆さんの認識を共有するようにしましょう。

「誰もが働きやすい環境」を忘れずに！重症度割合はそもそも「結果」である

　看護必要度Ⅱは看護師の業務負担軽減が図れます。看護必要度Ⅱに完全移行した病院の皆さんは揃って「本当に楽になった」と言います。

　しかし，看護必要度Ⅰでは日々の重症度割合を把握することができましたが，看護必要度Ⅱは重症度割合を把握するのにタイムラグが生じます。その理由を知ることが多職種連携を行うに当たって重要です。

Hファイルに該当するものは基本的に日々の記録として蓄積されますが，EFファイルは請求データに紐づくため，基本的に退院時に最終的な計算がされ，決定されます（記録の有無等，算定ルールに則っているのかどうかの確認等が行われるため）。したがって，基本的にHファイルとEFファイルが作成されるタイミングにはズレが生じるケースがほとんどです。

　看護必要度Ⅱにおける重症度割合を可能な限りタイムリーに計算するために，EFファイルの作成を早めている病院もありますが，多くの場合，医事課の作業増による残業が発生する等，負荷が大きくなります。このように，看護師の業務負担は軽減されても医事課の負担が倍増になっては本末転倒です。

　冒頭で述べたとおり，看護必要度Ⅰの時代に，重症度割合が下がってきた時に「重症度割合がピンチだ！　気を付けて評価をするんだ！」と叫んだ結果，重症度割合が急上昇するという嘘みたいな本当の話が複数の病院で見られました（P.3）。なぜ分かるかというと，データ的にあり得ない動きをしているからです。普通は，日々の変化として重症度割合が劇的に上がることは考えにくいことです（突然，重症度の高い患者さんが複数一度に入院していることと等しい）。

　ある意味，看護必要度Ⅰでは，人による評価のため，判断基準がさまざまになりやすく，このように「調整」することが可能でした。看護必要度Ⅱは看護業務負担軽減という意図も非常に強いものですが，共通のルールで算定されているレセプトコードといった統一した評価のため，データ精度に対する問題を解決するための意図も含んでいます。

　看護必要度はデータ精度により重症度割合が変化するものではなく，「自院の急性期度合いを測るツール」です。これまでと同じく日々の重症度割合が分かった方が精神的に安心することは，とてもよく分かります。未だに看護必要度は看護部に責任を問われる病院も多く，責任感から不安を払拭するために数値を把握しておきたい思いもよく分かります。しかし，看護必要度に対して看護部ができることは<u>データ精度を高めることのみ</u>です。重症度割合を高めていくためには，先述したとおり，病院全体で取り組むべきです。

　重症度割合はあくまで「結果」であり，それを操作することを考えること自体ナンセンスです。良い結果となるように病院全体で取り組むことが正しい改善行動です。そのためには，前月のDPCデータが大体揃う翌月10日以降に，前月の重症度割合が分かれば十分だと考えます。

　しかし，それでは心配だと思うのであれば，1週間あるいは半月ごとに暫定数値が分かるよう，システム的に対応することをお勧めします。大手のシステム会

社はEFデータと連動させて，ある程度早めに重症度割合が出せるようになっているようです。システム会社の方と相談し，皆さんが働きやすい環境を目指して看護必要度対策を行っていただきたいと思います。

看護必要度ⅠとⅡの違いを知って，確実に看護必要度Ⅱに移行しよう

もし看護必要度Ⅱのリストを一度も見たことがなければざっと目を通すことをお勧めします。看護必要度Ⅰ＝Ⅱではないと解説しましたが，その理由がよく分かると思います。例えば，看護必要度ⅠでA項目の呼吸ケアが「あり」となる「スクイージング」は，看護必要度Ⅱではレセプトコードにないため「あり」となりません。このように，看護必要度Ⅱを安定的に運用するために押さえるべきことを以下にまとめました。

【看護必要度Ⅱを安定的に運用するために押さえたいポイント】

1．必然的に差異が出る項目は何かを知る（呼吸ケア，内服薬等）
2．創傷処置等，厚労省マスタにある項目について，発生した時に医事課データ（EFファイル）に確実に上がっているかどうか注意する
3．内服薬について，処方した日に医事課データに上がっているのか，投与した日に医事課データに上がっているのかにより差異が出る
　→看護必要度の概念としては投与した日にデータに上げることがベター

看護必要度Ⅱに安心して移行するためには，看護必要度ⅠとⅡでどのような違いがあるのか知ることが大切です。この差異は病院ごとに違います。

図3は，ある病院の例を取り上げています。この病院では，まず創傷処置についてEFファイルに上げられていなかったことと，EFファイルにおける内服薬の実施日が「処方日」になっていたことが分かりました。理由が分かれば，必然的に差異ができるものについては対応しなくてもよいので，必要と思うものだけに対応すればよいことになります。この病院の場合は，創傷処置について院内ルールを見直すことになりました。

他の例としては，注射薬について「看護必要度Ⅰ＞Ⅱ」となっている病院がありました。見直しをしてみると，看護師側の評価体制に問題があることが分かり，

図3●ある病院（急性期一般入院料1）のⅠ・Ⅱの違い（A項目）

評価別	創傷処置	呼吸ケア	点滴ライン同時3本以上	心電図モニター	シリンジポンプ	輸血や血液製剤	専門的な治療・処置
看護必要度Ⅰ	12.43%	20.18%	6.05%	29.45%	4.07%	1.31%	18.17%
看護必要度Ⅱ	6.42%	16.77%	6.85%	29.99%	5.06%	1.43%	17.73%

評価別	抗悪性腫瘍剤（注射剤）	抗悪性腫瘍剤の内服	麻薬の使用（注射剤）	麻薬の内服・貼付,坐薬	放射線治療	免疫抑制剤	昇圧剤の使用（注射剤）	抗不整脈剤の使用（注射剤）	抗血栓塞栓薬の持続点滴	ドレナージ	無菌治療室での治療
看護必要度Ⅰ	0.16%	0.26%	1.58%	1.57%	0.00%	2.05%	1.15%	0.39%	5.89%	7.26%	0.00%
看護必要度Ⅱ	0.17%	0.13%	1.89%	0.55%	0.00%	3.48%	2.08%	0.31%	6.19%	4.59%	0.00%

©Mediflora2020　　　　　　　　※実際の病院のデータを基に加工しています

結果としてデータ精度として正しい看護必要度Ⅱの評価を行おうということになりました。看護必要度Ⅱにおける自院の特徴を知り，看護必要度Ⅱに安心して移行できるようにしていきましょう。

　第9章で，看護必要度ⅠとⅡの差の他にも看護必要度Ⅱに安心して移行するための工夫（分析方法）を解説します。併せてご覧ください。

引用・参考文献
1）中央社会保険医療協議会　入院医療等の調査・評価分科会（2019年6月7日　令和元年度第2回）資料
2）中央社会保険医療協議会　総会（2019年10月18日　第426回）資料

第 5 章

分析のために準備するものは？

point

1. 看護必要度のデータは院内のどこにあるか,誰が管理しているのか把握しよう

2. データ分析の意義は,9割が目的によって決まる。何のために行うかを明確にしよう

3. DPCデータは複数のデータファイルからできている病院の宝である。
   何が含まれているか知ろう

さあ,お待たせしました! いよいよデータ分析の内容について解説していきます。前提条件となる準備について,この章で押さえておきましょう。

データ分析の前に把握しておきたいこと

❶データの管理状態を把握する

　看護必要度のデータ分析を始めるに当たり,まずは必要なデータの準備をしましょう。読者の皆さんは以下の質問に答えられますか？

・誰が（管理者は誰？）,
　どのような形式（csv？　txt〈テキスト〉？　xlsx〈エクセル〉？　もしくは何らかの加工がされている？）で,
　どこに蓄積していますか？
・どういう使用意図で蓄積していますか？
・どうすればデータを出力できますか？（USBメモリ等の外付けメディアが必要？）
・データ分析が可能な（表計算ソフトが使える）パソコンはありますか？

　意外なことに,この質問に答えられない（あるいは曖昧な返答になる）病院は少なくありません。これは看護必要度データのみならず,院内にあるすべてのデータに関していえます。データは病院の宝です。この宝は蓄積するだけでは意

味がなく，活用して初めて宝としての意味が出てくるものです。

「看護必要度のデータ分析」とひと言で表現しても，その方法はさまざまです。先述したように，DPCデータのHファイルを使ったデータ分析の方法もありますし，電子カルテシステムから出力した情報を用いる方法もあります。出力されるデータの形式により，可能となる分析の幅は変わってきます。まず，分析可能なデータが院内のどこに，どのような形であるのか把握しましょう。

❷データ収集の方法を把握する

データ分析においては，その基となるデータが正しく集められていることが大切です。DPCデータについては，データ精度が高くなければ減点となる制度となっており（なるべく付与しないことがルールとなっている，詳細不明の病名が付けられている症例の割合が決められている等），求められる精度の水準が診療報酬改定ごとに高まってきています。看護必要度データについても，看護必要度Ⅱが新設されたことからも，データ精度の重要性が高まっていることが分かります。

データ精度を考えるに当たり，まずはデータの収集方法を把握しましょう。自院のデータ収集方法に，データ精度を高めるヒントやデータ精度が低くなる要因が隠れています。つまり，自院のデータ収集方法を確認することで，データ精度について具体的な課題を想定して分析することができます。

例えば，看護必要度の記録システムが，前日の評価をコピーして当日の評価を上書きするというシステムの場合には，上書きを忘れて前日の評価のままになっているという人為的なミスが起きやすくなります。収集方法については，データ収集のルールと実際の収集方法との乖離も含めて把握するようにしましょう。

看護必要度のデータ分析は目的を明確に

次に，データ分析の目的を明確にしましょう。データ分析の目的を明確にすることで，効率的にデータの加工作業を行うことができます。また，目的によっては看護必要度以外のデータも必要になる場合も考えられます。

看護必要度のデータ分析の目的は，主に次の4つが考えられます。

【看護必要度のデータ分析の目的】
①データ精度を高める
②自院の急性期度合いを知る（＝自院がなぜその重症度割合なのかを探る）
③経営戦略に生かす
④（診療報酬改定時期の場合には）新制度のシミュレーション

　今自分が知りたい内容は何なのかを明確にすることで，ただ数値を並べただけの分析ではなく，「自院のデータ精度は○○に課題がある」「自院は□□に課題があるため重症度割合が低い」「新制度のシミュレーションを行うと自院の課題は△△である」といった明確なメッセージを持った分析を行うことが可能です。

　「目的はどのように設定するの？」と思った方は，目的を設定するための「仮説」を考えましょう。例えば，「自院の看護必要度の課題はどこにあるのか？」と考えた場合は，以下のような仮説が考えられます。

【看護必要度に関する課題の例】
・重症度割合があまり上がっていないのは手術件数が少なくなっているから？
・在院日数が長くなっているから？
・B項目のデータ精度に問題がありそう？
・医事課データであるEFファイルの内容に課題がある？

　「なぜ分析を行うのか？」と考えると，恐らく「解決しなければならない何らかの課題」が仮説として浮かび上がってくるはずです。その仮説を検証する方法を考えると，自ずと目的が明確になっていきます。なるべく視野が広がるよう，一人ではなく複数人で意見を出し合いながら目的を考えることをお勧めします。

看護必要度Ⅱで用いる 「DPCデータ」とは何なのか？

　それでは，実際のデータの内容について解説していきましょう。ここでは，全国の急性期一般入院料の病院で共通に蓄積されている「DPCデータ」について解説します。
　多くの看護師は，「看護必要度ⅡはDPCデータを用いた評価方法である」と理

解していると思いますが，そもそも「DPCデータとは何か？」という質問に答えられる方は多くないように思います。DPCデータには経営指標のみならず，医療の質を検討するのに役立つ情報がたくさん含まれていますが，データの本質を知らなければ活用方法が分かりません。そこで，DPCデータについて理解を深めましょう。

　DPCデータは，いくつかの種類のデータファイルの集合体を意味しています。そして，それぞれのデータファイルは患者固有の「データ識別番号」が割当てられていることにより，データファイル同士を紐づけて分析することが可能です。

　看護必要度の分析で用いる主要なデータファイルには，以下のようなものがあります。

【看護必要度分析で用いる主要なDPCデータ】

- **Hファイル**：看護必要度詳細データ（提出義務は2017年1月から）
- **様式1**：退院時サマリー（入退院時の情報）
- **EFファイル**：出来高レセプト情報（実施した医療行為の明細）。Eファイルは診療明細情報，Fファイルは行為明細情報である
- **Dファイル**：包括レセプト情報（DPCコード，請求金額等）
　　　　　　　　※DPC対象病院のみ

　これらについては，後ほど簡単に説明しますが，更に詳しく知りたい方や他のデータファイルについても知りたい方は，「2020年度『DPC導入の影響評価に係る調査』実施説明資料」（https://www.prrism.com/dpc/2020/file/setumei_20200330.pdf）をご確認ください。

❶Hファイルには何が蓄積されているのか？

　以前は，各医療機関で毎月の重症度割合についてまとめられた数値のみ提出されていましたが，2017（平成29）年1月からHファイルという看護必要度の日々の評価について提出が義務化されました（初回の提出データ期間は2016〈平成28〉年9月～12月分）。Hファイルには何の情報が含まれているか，確認しましょう。

【2020（令和２）年度Ｈファイルに含まれる内容】

- **施設コード**：都道府県コード＋医療機関コード
- **病棟コード**：病院独自コード
- **データ識別番号**：患者固有の番号で，複数回入退院があっても同一のコード
- **退院年月日**：8桁で表記
- **入院年月日**：8桁で表記
- **実施年月日**：8桁で表記
- 一般病棟用の重症度，医療・看護必要度に係る評価票Ⅰ「Ａ　モニタリング及び処置等」，一般病棟用の重症度，医療・看護必要度に係る評価票Ⅰ・Ⅱ「Ｂ　患者の状況等」，一般病棟用の重症度，医療・看護必要度に係る評価票Ⅰ「Ｃ　手術等の医学的状況」
- 特定集中治療室用の重症度，医療・看護必要度に係る評価票「Ａ　モニタリング及び処置等」，特定集中治療室用の重症度，医療・看護必要度に係る評価票「Ｂ　患者の状況等」⇒これらの評価の詳細情報
- ハイケアユニット用の重症度，医療・看護必要度に係る評価票「Ａ　モニタリング及び処置等」，ハイケアユニット用の重症度，医療・看護必要度に係る評価票「Ｂ　患者の状況等」⇒これらの評価の詳細情報
- 重症度，医療・看護必要度に係る評価票の判定対象（2018年度診療報酬改定で追加）

値	内容
0	重症度，医療・看護必要度判定対象
1	短期滞在手術等基本料算定症例
2	年齢が15歳未満
3	産科の患者
4	外泊日（0時から24時の間の外泊）
5	退院日（入院した日に退院した場合は除く）

※作成不要のデータ（2018年度診療報酬改定で明確化）

（1）短期滞在手術等基本料を算定する患者については作成不要

（2）外泊日（0時から24時の間の外泊），退院日（入院した日に退院した場合は除く）については作成不要

2018（平成30）年度診療報酬改定以前は，Ｈファイルの作成について，看護必要度の評価を行ったすべての症例を内容に含めている医療機関もあれば（短期滞在手術等基本料算定症例等の看護必要度の計算から除外すべきデータも含まれていたため，分析する際に患者情報と照らし合わせて除外する必要があった），不要なデータは除外している医療機関もありました。

2018年度診療報酬改定により，「重症度，医療・看護必要度に係る評価票の判定対象」の規定が追加されたことにより，Ｈファイルのみで分析がしやすくなりました。

Ｈファイルには看護必要度の詳細情報の他，病棟情報や入退院日が含まれ，診療科や疾患情報，収入に関する情報は含まれていません。このことから，「データ識別番号」でつながっている様式１，EFDファイルと組み合わせることにより，多角的な分析が可能になります。

❷ 様式１，EFDファイルで何が分かるのか？

Ｈファイルと他のDPCデータを紐づけることにより，疾患情報・収入情報が分析に加わるため，現状をより正確に把握することができ，特に「経営戦略」に活用しやすくなります。DPCデータの中でもこの様式１，EFDファイルが，看護必要度データと他データとの組み合わせ分析に用いることを特にお勧めするデータファイルです。以下に，各データファイルから分かること等を示しました。

データファイル	活用できる情報　等
様式１	・診療科，救急搬送の有無，疾患情報が含まれる ・「救急搬送の有無」は看護必要度ⅠのＡ項目「救急搬送後の入院（5日間）」の確認に用いることが可能 ・「認知症高齢者の日常生活自立度判定基準」や「要介護度（2020年度診療報酬改定から必須項目）」が分かるため，Ｂ項目の認知症に対する評価の2項目等との関連性を分析することにより，データ精度を知ることが可能
EFファイル	・包括／出来高を問わず，原則としてすべての診療行為明細（手術の有無や薬剤の使用，処置やケア実施等）が含まれる ・看護必要度のデータ精度チェック，レセプトコードを用いた看護必要度Ⅱの算出等が可能
Ｄファイル ※DPC対象病院のみ	・DPCコード，収入情報が含まれる

これらのデータを組み合わせて分析することで，看護必要度のみでは確認できなかった各項目のデータ精度について，異なる視点から確認することが可能になります。例えば，看護必要度Ⅰの場合，様式1に含まれる「救急搬送の有無」では，看護必要度データと様式1データで差異がある場合，看護職員の確認不足なのか，医事課職員からの連絡不足なのか，あるいはその両方なのかを検討することにより，看護必要度データのみならず医事課作成データの精度も高めることができます。同じことが，EFファイルに含まれる情報と看護必要度の各項目との関係にもいえます。

　看護必要度データ分析というと，「看護部門が作成したデータが正しいかどうか」を気にしている医療機関が多いように感じますが，実際にはHファイル以外のデータについても，人の手が介入した上で蓄積されているデータですから当然ミスは起こり得ます。実際に，看護必要度のデータ分析を進めていく中で，医事課の入力ミスや病棟と医事課との協力体制の不備が見つかるケースが少なからずあります。看護必要度のデータ分析を通じて，看護必要度データのみならず病院全体のデータ精度の向上も意識してほしいと思います。

DPCデータを組み合わせることの難しさ
～院内の人材を活用しよう！

　筆者は看護必要度のデータ分析をテーマとした研修会を実施していますが，その参加者から「非常に勉強になった！」「データの見方が分かった！」という嬉しい声と共に，
「データ分析というと難しい印象が…」
「そもそもパソコン操作が苦手で…」
「DPCデータを医事課からもらったのですが，何の説明もなく…どう加工してよいか分からない」
という声も聞かれます。

　データ分析については，慣れていないとやはり難しく感じられると思います。個人のデータ分析の能力を高めるための近道は，考えるよりも実践あるのみです。医療機関全体では，職員同士の横のつながりによる知識の共有が鍵になります。

　まずは，頭で想像するよりも，実際にデータとパソコンを用意してみましょう。そして，DPCデータを表計算ソフト等で表形式に加工してみてください。この

作業は，分からなければ院内の情報管理部門の方か，データ活用が得意な方に手伝ってもらいましょう。

　そして，そのデータにはどのような傾向があるのかじっくり見てみましょう。医療機関によりますが，表の一番上に列の名前（列が何を表しているか示すもの）である「ヘッダー」がない場合がありますので，その際にはデータ作成者に問い合わせるか，P.90で紹介した「2020年度『DPC導入の影響評価に係る調査』実施説明資料」を参考にしてください。

　自院の様式1，EFDHファイルすべてについて，どのように蓄積されているか，直近1カ月分でよいのでぜひ生データをじっくり見てみてください。そして，もし余裕があれば，それぞれのファイルのデータはデータ識別番号ですべてつながっているので，様式1のあるデータ識別番号がEFファイルでどのような医療行為が記録されていて，Hファイルではどのような看護必要度を記録され，DファイルではどのようにDPCのコーディングがなされているか等，患者ごとにデータを追ってみる練習をしてみましょう。

第6章 重症度判定の基準の見方

point

1. 2020（令和2）年度の看護必要度の変更による3つの基準が，
   「急性期病院として求められている患者像」である

2. B得点の合計点数よりもA得点の合計点数の方が
   重症度割合に大きな影響を与える

3. 疾患ごとの判定基準の特徴を把握し，
   病院・病棟における看護必要度の特徴を押さえよう

> さあ，自院のデータを準備してください。重症度割合だけからでは見えない，自院の重症度割合を向上・安定させるために，重症度判定の基準別の視点を持ちましょう！

重症該当患者の基準別の視点

　2020年度の看護必要度の変更により，一般病棟用の重症該当患者の判断基準は以下の3つとなりました。

1．A得点（モニタリング及び処置等）2点以上かつB得点（患者の状況等）
　　3点以上

2．A得点3点以上

3．C得点（手術等の医学的状況）1点以上

　この3つが急性期病院として求められている患者像であると解釈できます。このうちB項目については，第3章で述べたとおり，病院の急性期度合いにより左右されるものではなく，むしろ平均年齢の高い患者において高くなることから，旧10対1病院の方が旧7対1病院に比べて得点が高くなります。そのため，重症度割合に大きく影響を与えるのはA項目（特にA8「救急搬送後の入院」〈※看護必要度Ⅱの表記は「緊急に入院を必要とする状態」〉）とC項目になります。

重症該当患者の基準別にデータを見る理由として，以下の3つが挙げられます。

①重症度割合全体で見ると，何が要因で看護必要度の値が高いのか，あるいは低いのか判断しにくい

②3つの重症該当患者の判断基準に対して，どの基準が自院の重症度割合に影響を与えているのか知ることができる

③自院の疾患特性が見えやすくなる（A得点やC得点に関係する基準が高ければ救急搬送や外科系疾患が多いということであり，B得点や認知症項目に関係する基準が高ければ内科系疾患や高齢者が特に多いということである等）

以上のことを理解した上で，ただ数値を追うのではなく，数値の意味を考えながら分析を進めていきましょう。

該当患者の基準からデータを見る

図1は病院機能別に複数病院のデータを2020年度診療報酬改定における看護必要度Ⅱの基準に基づいて集計したものです（※全40弱の病院のデータを加工してありますが，全数調査ではないのであくまで参考値）。病院機能別に看護必要度重症患者の条件について見ています。

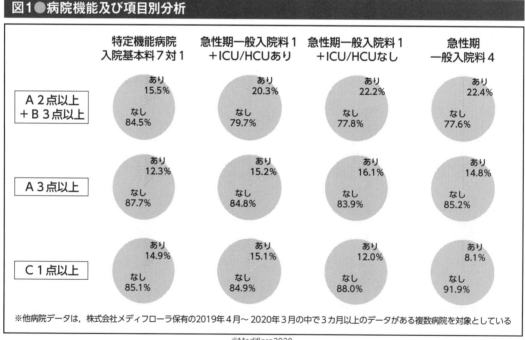

図1●病院機能及び項目別分析

	特定機能病院入院基本料7対1	急性期一般入院料1+ICU/HCUあり	急性期一般入院料1+ICU/HCUなし	急性期一般入院料4
A2点以上+B3点以上	あり15.5% / なし84.5%	あり20.3% / なし79.7%	あり22.2% / なし77.8%	あり22.4% / なし77.6%
A3点以上	あり12.3% / なし87.7%	あり15.2% / なし84.8%	あり16.1% / なし83.9%	あり14.8% / なし85.2%
C1点以上	あり14.9% / なし85.1%	あり15.1% / なし84.9%	あり12.0% / なし88.0%	あり8.1% / なし91.9%

※他病院データは，株式会社メディフローラ保有の2019年4月〜2020年3月の中で3カ月以上のデータがある複数病院を対象としている

©Mediflora2020

基本的に，特定機能病院入院基本料7対1及び急性期一般入院料1の方が，急性期一般入院料4よりも各該当患者割合が高くなっています。ただ，ICU/HCUを有する特定機能病院入院基本料7対1病院と急性期一般入院料1の場合，ICU/HCUに入院している間は一般病棟の看護必要度には計算することができないので，ICU/HCUのない急性期一般入院料1の割合が高くなっていると推測します。

ICU/HCUを有していたとしても，入退出基準を検討することで一般病棟の重症度割合の基準値をクリアし続けることはもちろん可能です。そこまで高い重症度割合でなくとも基準をクリアしていればよいので，ICU/HCUを有していて重症度割合の基準値のクリアが厳しい病院の場合には，運用方法を見直すことをお勧めします。第9章「データ活用編：看護必要度を病院経営に生かす」において，看護必要度を用いた在院日数のシミュレーションを紹介しますので，そちらも参考にしてください。

図2, 3に示すのは，病院別の各該当患者の基準別割合です（C1点以上の割合については，第3章で掲載したので割愛します）。

先に病院機能でまとめて数値を比較した時の傾向について述べましたが，病院別に見てみると，機能よりも病院による差異も少なくないことが分かります。特に入院料が高くなくとも，B項目の高い高齢者が多く集まる地域密着型の病院であり，A項目の救急医療管理加算等の算定件数も多い病院（第1章の看護必要度の歴史でも述べたとおり，救急医療管理加算の算定は都道府県により差がある）はA2点以上＋B3点以上の患者及びA3点以上の患者の割合が高くなります。

特に「A2点以上かつB3点以上」という基準に着目し，**表1**ではA得点とB得点の合計点数と重症度割合の関係性について複数病院のデータを統合したものを表しています。A3点以上はすべて重症度判定として「あり」になることから，A2点以上の割合が重症度割合に影響を及ぼしていることが分かります。反対に，B得点は満点の12点でも重症度割合は4割を下回ります。当然，B得点も高い方が重症度判定として「あり」となる割合は高くなる傾向はありますが，A得点の方がより重症度割合に影響があることが分かります。

このように，B得点は当然重症度基準に関係するものであり，正しくデータを蓄積することが大切ですが，重症度割合を考えるとA得点が2点以上であることの方が重要だということになります。

さらに，病院別に同じ視点で分析したものが**図4**です。この**図4**からは，B3点以上の割合よりもA2点以上の割合が大きく影響しているのが分かります。つまり，

図2●病院別A2点以上かつB3点以上割合

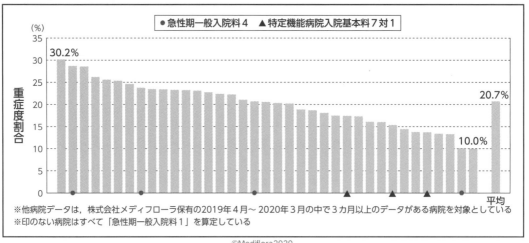

©Mediflora2020

図3●医療機関別A3点以上割合

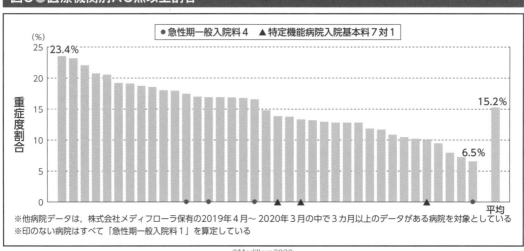

©Mediflora2020

表1●得点別A2点以上・B3点以上と重症度割合の関係

n＝496,940

A得点	重症度割合		B得点	重症度割合
0	16.7%	A2点未満 ＝重症度 11.9%	0	19.8%
1	27.6%		1	28.3%
2	75.8%		2	34.5%
3	96.5%		3	48.6%
4	99.4%		4	51.5%
5	100.0%	A2点以上 ＝重症度 85.3%	5	47.0%
6	100.0%		6	50.0%
7	100.0%		7	46.4%
8	100.0%		8	43.8%
			9	39.3%
			10	38.4%
			11	43.1%
			12	38.0%

B3点未満
＝重症度
24.6%

B3点以上
＝重症度
45.8%

※他病院データは，株式会社メディフローラ保有の
2019年4月〜2020年3月の中で
3カ月以上のデータがあり，詳細データのある病院を対象としている

©Mediflora2020

図4●病院別Ａ２点以上・Ｂ３点以上と重症度割合の関係

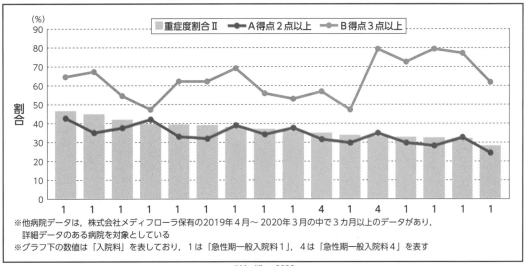

※他病院データは，株式会社メディフローラ保有の2019年4月〜2020年3月の中で3カ月以上のデータがあり，
　詳細データのある病院を対象としている
※グラフ下の数値は「入院料」を表しており，1は「急性期一般入院料1」，4は「急性期一般入院料4」を表す

©Mediflora2020

図5●看護必要度Ⅱ「あり」のみ入院料・重症基準別内訳

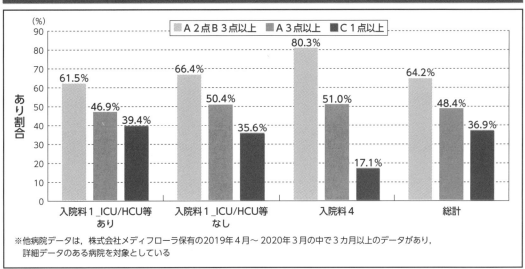

※他病院データは，株式会社メディフローラ保有の2019年4月〜2020年3月の中で3カ月以上のデータがあり，
　詳細データのある病院を対象としている

©Mediflora2020

　Ａ２点以上の割合が看護必要度の重症度割合ともより関係しているように見えます。そのような理由から，私は，<u>Ａ２点以上の割合が施設基準となっている割合以上（急性期一般入院料１で看護必要度Ⅱを選択していれば29％以上）である</u>ことが重症度割合を測る簡易的な指標になると考えています。

病棟情報と該当患者基準を組み合わせて
データを見る

病院による重症度割合の差は，当然のことながら患者の疾患構成により異なります。**表2**に疾患部位別（MDC[i]別）の重症該当患者の基準別割合を一覧にして示しています。

----

i）MDC：主要診断群といい，DPCコードの上2桁で疾患部位を表している。

表2●重症該当患者基準×疾患（MDC）

n＝496,940

MDC：主要診断群 分類		重症度割合 II	A2点＋ B3点以上	A3点以上	C1点以上	A2点以上	B3点以上
01	神経系疾患	32.7%	25.9%	20.5%	5.5%	31.8%	76.1%
02	眼科疾患	4.9%	2.7%	1.9%	1.4%	24.6%	7.0%
03	耳鼻科系疾患	33.2%	13.6%	12.7%	15.6%	38.1%	27.8%
04	呼吸器系疾患	38.4%	33.7%	22.5%	1.2%	43.0%	74.2%
05	循環器系疾患	46.6%	31.9%	26.6%	14.0%	43.1%	59.9%
06	消化器系疾患	39.6%	21.0%	21.2%	19.2%	42.6%	41.5%
07	筋骨格系疾患	42.3%	16.8%	9.6%	34.0%	20.4%	58.2%
08	皮膚疾患	18.1%	15.7%	6.9%	2.1%	21.8%	64.1%
09	乳房疾患	53.5%	20.6%	18.3%	39.9%	55.3%	31.5%
10	内分泌・代謝疾患	19.8%	16.6%	9.2%	3.0%	22.4%	50.6%
11	腎・尿路系疾患	32.9%	19.2%	11.6%	14.4%	29.4%	56.2%
12	女性生殖器系疾患	56.4%	17.2%	12.8%	48.3%	32.8%	25.9%
13	血液疾患	48.7%	36.2%	37.8%	2.7%	58.0%	59.6%
14	新生児疾患	40.6%	15.9%	8.3%	33.7%	27.9%	39.5%
15	小児疾患	19.0%	19.0%	6.9%	0.0%	19.0%	98.3%
16	外傷・熱傷・中毒	39.3%	19.6%	9.1%	25.4%	22.2%	78.4%
17	精神疾患	32.4%	21.9%	20.1%	0.0%	46.0%	55.8%
18	その他	43.6%	38.9%	25.9%	5.6%	44.6%	78.8%

※他病院データは，株式会社メディフローラ保有の2019年4月〜2020年3月の中で3カ月以上のデータがあり，詳細データのある病院を対象としている

©Mediflora2020

看護必要度データ単体ではこのように疾患部位別に算出することは難しいのですが，例えばデータ提出加算を算定している医療機関で作られている看護必要度データ（Ｈファイル）には病棟情報がありますので，同じ医療機関内で病棟別の基準別割合を算出することができます。

　また，看護必要度データを蓄積するシステムを活用している病院では，病棟情報のみならず診療科ごとにデータを計算することができるものもあります。病棟別，診療科別，可能であれば疾患部位別に計算することにより，疾患構成の特徴を知ることができます。

　例えば，手術症例が集まる病棟では当然他病棟に比べてＣ１点以上の割合が高くなって然るべきですし，内科系疾患が集まる病棟ではＡ得点とＢ得点に関係する基準の割合が他病棟と比べて相対的に高いはずです。

　反対に，この表2のように疾患特徴が出ていない算出結果となった場合には，データ蓄積方法を見直すことをお勧めします。データを見る際の注意事項として，手術症例が多い病棟だったとしても，短期滞在手術3に該当する白内障等は看護必要度の計算に含まれませんので，そのことを念頭に置いてデータを見比べてみてください。

　看護必要度はデータ精度の課題のみならず，集患（地域医療連携）戦略も含めた病院全体の課題となるものです。自院の疾患構成に照らし合わせてデータ比較を行ってみてください。

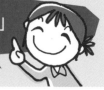

第7章 分析編① 看護必要度データのみで分かること

point

1. 看護必要度のみの分析は，基本的に自院データを深掘りすることをメインの目的に！

2. 重症度割合は看護業務との関係性が強い。シフト等の人員配置の参考にもなる

3. 自院の重症度割合にはどんな傾向があるのか，数値から読み取る力を身に付けよう

まずは「看護必要度データのみを用いた分析の方法」を探りましょう！

看護必要度のみを活用し，全体像を把握する＋制度変化を見る

　看護必要度単独のデータでも，十分に意味ある分析を行うことができます。まずは自院の急性期度合いを知ることを目的として「看護必要度の全体像＝自院の重症度割合の特徴」を把握しましょう。

　図1は病院別看護必要度Ⅱの重症度割合を示しています（※全40弱の病院のデータを加工してありますが，全数調査ではないのであくまで参考値）。看護必要度Ⅰについても，2020（令和2）年度診療報酬改定による変更では看護必要度Ⅱと同じ評価項目数となり，評価内容についてもA項目の薬剤やC項目は統一されたため，基本的な傾向は変わりません。この分析は2019年度のデータによるシミュレーションであるため，2020年度は基準を満たすための改善行動や入院料の見直しを行うことで各病院の重症度割合には変化があると考えられます。

　しかし，第2章で取り扱った2020年度診療報酬改定に向けた中央社会保険医療協議会（中医協）のシミュレーションのとおり（2020年度の看護必要度の変更に向けたシミュレーションではシミュレーションした急性期一般入院料1の重症度割合について25パーセンタイル値を変更後の施設基準とするということが話し合われた），25パーセンタイル値未満となる急性期一般入院料1病院にとって非常に厳しい基準となっています。反対に，急性期一般入院料4では厳しい基

準になっていないようです。

　参考までに，2020年度診療報酬改定でどのような変化が起こったか，病院機能別に分析したものを**図2, 3**に示します。ICU/HCUを保有しても運用ルールが確立されていないために重症度割合が思うように上がっていない病院もありますが，全体的にはICU/HCUのある急性期一般入院料1の新重症度割合が高くなっており，診療報酬改定による影響の特徴が見られます。

　2018（平成30）年度の看護必要度の変更における新基準（A1点・B3点以上＋認知症2項目いずれかあり）の登場により，2018年度から重症度割合が高まった急性期一般入院料4の病院は，「**図2 ①2018年度新基準なし**」の影響を最も大きく受けており，反対に急性期一般入院料1は，救急搬送における評価の追加とC項目の評価日数の延長の影響を大きく受けていることが分かります。

　看護必要度の変更による影響について，**図2, 3**の視点で自院を詳細に分析してみると，どのような点が追い風になり，向かい風（対策すべき点）になるのかを知ることができます。

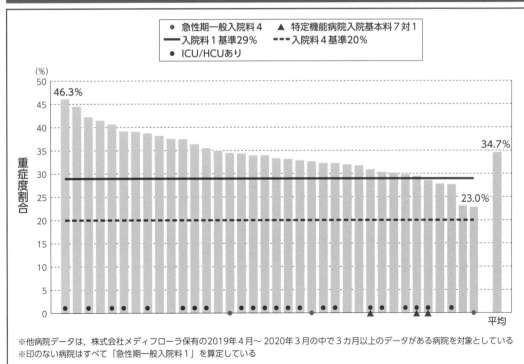

図1●病院別看護必要度Ⅱ重症度割合

凡例：
● 急性期一般入院料4　　▲ 特定機能病院入院基本料7対1
━ 入院料1基準29%　　---- 入院料4基準20%
● ICU/HCUあり

縦軸：重症度割合（%）

46.3%　　34.7%　　23.0%　　平均

※他病院データは，株式会社メディフローラ保有の2019年4月〜2020年3月の中で3カ月以上のデータがある病院を対象としている
※印のない病院はすべて「急性期一般入院料1」を算定している

©Mediflora2020

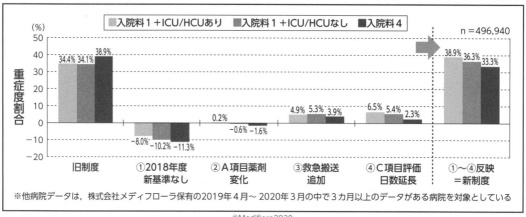

図2●病院機能別2020年度制度シミュレーション（Ⅱ）❶

※他病院データは，株式会社メディフローラ保有の2019年4月〜2020年3月の中で3カ月以上のデータがある病院を対象としている

©Mediflora2020

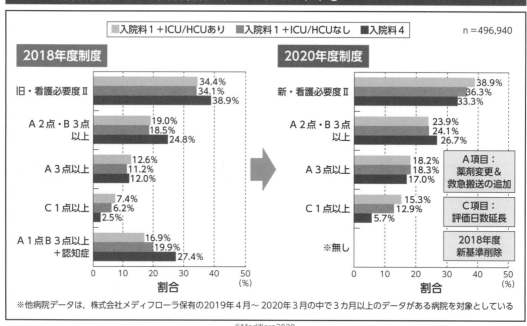

図3●病院機能別2020年度制度シミュレーション（Ⅱ）❷

※他病院データは，株式会社メディフローラ保有の2019年4月〜2020年3月の中で3カ月以上のデータがある病院を対象としている

©Mediflora2020

月ごとの看護必要度

　看護必要度データには日付が含まれるので，月別や曜日別，日別に分析を行うことができます。**図4**に，地域は異なるが同じような診療科を持ち，同じような規模で回復期病棟を有する地域密着型の急性期一般入院料1である2病院の2019年度の月次の重症度割合と，参考までに在院日数の適正化の指標であるDPC入院期間Ⅱ超えの症例割合（全国の平均在院日数といわれている値を超え

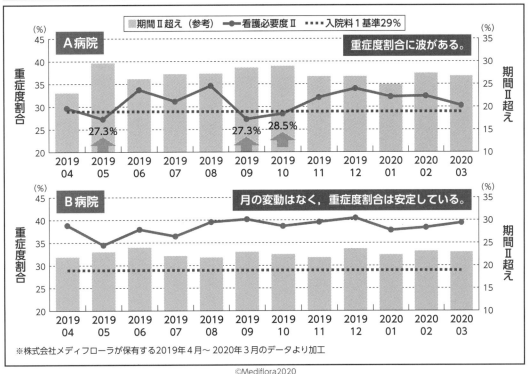

図4●病院別月次看護必要度重症度割合推移

凡例: 期間II超え（参考） ／ 看護必要度II ／ 入院料1基準29%

A病院：重症度割合に波がある。

（縦軸：重症度割合(%)、右縦軸：期間II超え(%)）

2019/04, 2019/05 27.3%, 2019/06, 2019/07, 2019/08, 2019/09 27.3%, 2019/10 28.5%, 2019/11, 2019/12, 2020/01, 2020/02, 2020/03

B病院：月の変動はなく，重症度割合は安定している。

2019/04, 2019/05, 2019/06, 2019/07, 2019/08, 2019/09, 2019/10, 2019/11, 2019/12, 2020/01, 2020/02, 2020/03

※株式会社メディフローラが保有する2019年4月〜2020年3月のデータより加工

©Mediflora2020

ている症例の割合）を示しています（紹介する病院別の分析は，病院の特定を避けるために分析結果の傾向が変わらないように一部数値を加工しています）。

　月次の看護必要度を見る目的は，「月による変動があるかどうかを知る」ことと「月ごとの対策を考える必要があるか検討する」ことです。基本的に，重症度割合を向上・安定させるためには集患対策やベッドコントロールの適正化に関する課題を克服することが必要であり，何らかの対策を行えば即日で成果が出て重症度割合が上がるということはありません。そのため，自院の重症度割合の傾向を事前に把握しておくことが大切です。

　看護必要度の重症度割合は急性期度合いを表す指標なので，当然ながら業務負担との関係性は強くなります。大型連休や季節的な事情による入院患者数の増減や疾患構成の変化により，多少重症度割合の値は上下することは考えられますが，月による変動を看護業務量の変動と捉えると，施設基準のクリアという意味においても，同じ職員数で行う業務量という意味においても，重症度割合に大きなバラつきがなく安定的な値である方がよいと考えられます。

　特に，管理職にとっては施設基準のクリアは「3カ月間平均して重症度割合がクリアしていること」が条件ですので，安定的な数値が維持されていた方が安心です。単純に「今月は高かったからOK」ということではないのです。

見方を変えると，月次の重症度割合の動きに経年的な変化がないのであれば，それに見合った看護配置を検討することも考えられますし，病棟業務以外で集団教育や地域医療連携の会議等のイベントを検討できるという考え方もあります。

一概にバラつきがあるのが悪いということではなく，バラつき具合を知ることで，「バラついていることを受け入れてシフトの調整等の対策を取るか」，「在院日数等のバラつきの課題を見つけて対策を考えるか」などの次なる一手を考えることができます。

具体的な事例を基に考えてみましょう。**図4**のＡ病院は5月と9月・10月に重症度割合が下がっており，Ａ病院に比べるとＢ病院の方が安定しているように見えます。これは大型連休であるゴールデンウィークとシルバーウィークの影響を受けており，Ａ病院だけではなく他の病院でも同じ傾向が見られることがあります。Ａ病院では例年，大型連休になると病棟稼働率が下がってしまうため，経営陣から「少しくらいだったら在院日数を延ばしてよいから，とにかく稼働を重視するように！」というお達しがあることが要因でした。そのため，5月と9月・10月は明らかに在院日数が長くなり，他の月と比べて入院期間Ⅱ超えの割合が長いことも数値から分かります。

Ａ病院では，大型連休だからといって特別にシフトを組むという対策を行っていませんでした。稼働が下がることが分かっていたにもかかわらず，地域医療連携の具体的な活動を行っていなかったことも重症度割合に影響を与えていたことが分かり，データを確認後病院内で会議が行われ，対策が練られました（具体的に「どのような疾患に注目して集患対策等を行うべきか」をデータから導き出すことについては，第8章，第9章で詳しく解説します）。

一方，Ｂ病院では稼働ではなく回転を重視しています。急性期状態を脱したら直ちに回復期病棟につなげることはもちろん，大型連休は通常運用では稼働が下がることが考えられるため，予定手術のスケジュールを組み，回復期病棟ではレスパイトの受け入れを積極的に行うといった対策が取られていました。ある程度患者数の見込みができるため，シフトの調整ももちろん行っています。Ｂ病院では，日頃当たり前のように行ってきた対策が，しっかり重症度割合の安定につながっていることを数値でも確認することができました。

このように，自院の月ごとの重症度割合の傾向を知ることはとても大切です。他病院との比較ではなく，自院のデータと向き合ってみましょう。単年のみではなく，自院の同年同月の比較を行うことで，改善行動が数値に反映されていることを確認できるので，経年比較という分析の見方もお勧めです。

曜日ごとの看護必要度

　次に，曜日別の重症度割合について見ていきましょう。分析の目的としては，前述した月ごとの分析の視点と同様で，曜日別に病院の業務量を客観的に見ることです。診療科ごとの術日の設定や退院調整をどのように行っているかにより，曜日によって差が生じます。看護配置状況によりますが，この波は平らにすることで勤務環境にバラつきがないようにしたいところです。

　図5，6は，病床数が異なる（C病院＜D病院）急性期一般入院料1の2病院

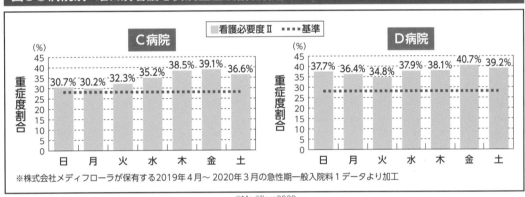

図5●病院別・曜日別看護必要度重症度割合推移

※株式会社メディフローラが保有する2019年4月～ 2020年3月の急性期一般入院料1データより加工

©Mediflora2020

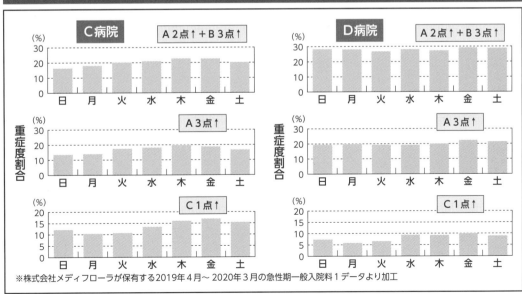

図6●病院別・曜日別重症基準別割合推移

※株式会社メディフローラが保有する2019年4月～ 2020年3月の急性期一般入院料1データより加工

©Mediflora2020

における重症度割合と重症基準別の割合の推移を見ています。Ｃ病院では日曜日，月曜日に入院し翌日か翌々日以降に手術が行われるケースが多く，その傾向が見て取れます。Ｄ病院では土日でも救急搬送症例の受け入れが高く，土日でも重症度割合は下がっていません。また，Ｄ病院では基本的に緊急手術であってもできる限り当日手術を行う体制になっているため，「Ａ２点以上またはＢ３点以上」「Ａ３点以上」の割合が日曜，月曜でも下がりにくいことが，重症度割合が高く安定している理由です（ちなみに，Ｃ病院のＣ１点以上実施割合が高く見えるのは病床規模が異なるためです）。

　日本における看護必要度の制度では「全データの平均（＝土日・祝日を含めてすべて）として基準をクリアする」ことになっており，アメリカのように土日などに稼働が下がっても収入が得られるような制度ではありません。今後，今の診療報酬が大きく改定される可能性がないとも限りませんが，現行制度では曜日を通じたバラつきが大きいことを想定された制度設計ではないことに注意しましょう。

日々の看護必要度

　ある急性期一般入院料１病院の１カ月の重症度割合（看護必要度Ｉ）について**図７，８**に示しています。評価が看護必要度Ｉのみだった時代には，月の半ばで「看護必要度割合が達成できないかもしれない」と号令が出たため，「漏れがないように意識した」ところ月末から割合が上がった，という事例がありました（よく笑い話としてセミナー等で皆さんにお伝えしています）。当然のことながら，そのデータは非常に不自然なものです。

　しかし，看護必要度Ⅱの時代はそういうわけにはいきません。日々の看護必要度と重症基準別の割合を追うと，自院が３つの重症判断基準のうちどの基準の影響が強いか，そのバランスを知ることができます。

　例えば，**図７**のＥ病院の場合は「Ｃ項目１点以上」の折れ線グラフと重症度割合の折れ線グラフが相似しており，**図８**のＦ病院では「Ａ２点以上＋Ｂ３点以上」の折れ線グラフと重症度割合の折れ線グラフが相似しています。何が影響して自院の重症度割合下がるかを理解すると，看護必要度Ⅱの重症度割合がタイムリーに計算することができなくとも，予測することは可能です。

　また，月ごとの分析で解説したとおり，前年同月比や前月比といった比較を行うことで改善度合いを検証することもできます。

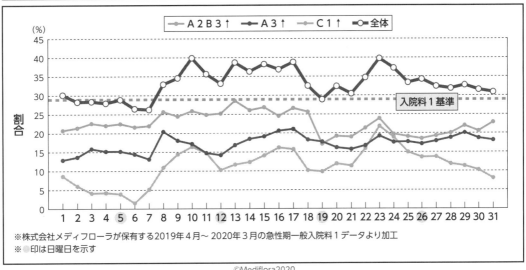

図7●E病院の5月　日別の重症度推移❶

※株式会社メディフローラが保有する2019年4月〜2020年3月の急性期一般入院料1データより加工
※●印は日曜日を示す

©Mediflora2020

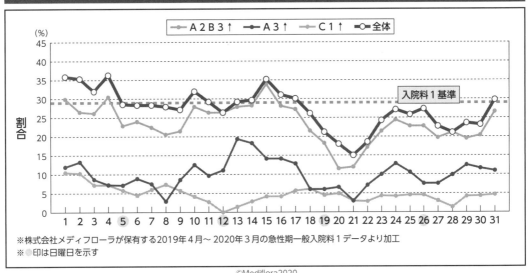

図8●F病院の5月　日別の重症度推移❷

※株式会社メディフローラが保有する2019年4月〜2020年3月の急性期一般入院料1データより加工
※●印は日曜日を示す

©Mediflora2020

病棟別の看護必要度

　看護必要度データ（Hファイル）には病棟コードが含まれるので，病棟ごとの特徴を出すことができます。**図9**にある急性期一般入院料1の病院における外科系と内科系病棟の看護必要度の重症度割合と重症基準別割合を示しています。

　2020年度診療報酬改定における看護必要度の変更点として，A項目の救急搬送日数の評価とC項目の評価が激増したことが特徴であると解説しましたが，外

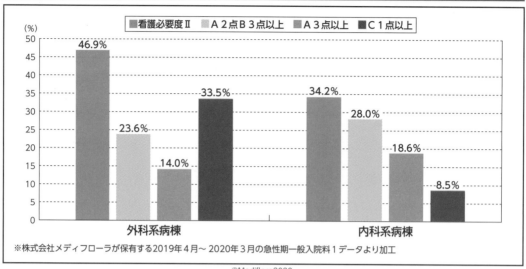

図9●G病院における2病棟の看護必要度詳細

※株式会社メディフローラが保有する2019年4月〜2020年3月の急性期一般入院料1データより加工

©Mediflora2020

科系である病棟の方が重症度割合は高く出ており，重症度割合に強く関係する
「C1点以上」の基準について割合が圧倒的に高くなっています。

　反対に，B項目の要素が入ってくる「A2点以上＋B3点以上」の割合は内科
系症例の方が高くなっています。そして，この病院では救急搬送症例は内科系症
例の方が多いため，「A3点以上」の割合は内科系病棟の方が高めに出ています。

　「病棟ごとの特徴が出ているか」という視点でデータを読み取ることが大切で
あり，思ったよりも基準に病棟の特徴が出ておらず，割合が低いという場合には，
在院日数の長さが影響している可能性があります。そのような場合には，この分
析の視点とともに在院日数に関する情報も同時に押さえてみましょう。

　全体像を捉えるということで，いくつか分析の視点を解説しましたが，自院の
データはどのように見えてきましたか？　第8章ではDPCデータと紐づけた分
析について解説します。

分析編 ② DPCデータを活用すると分かること

1. DPCデータを活用すると看護必要度分析の幅が広がる

2. 疾患別の特性を理解し，自院の看護必要度の理解を深めよう

3. 日々苦労している看護必要度データがいろいろな形で見えると，
   日々の業務の意味付けにつながる

看護必要度データ単独でもいろいろな考察ができましたが，DPCデータを活用すると，看護必要度に対する理解が更に深まります！日頃チェックし続けている看護師の皆さまのデータが可視化されることで，きっと看護必要度の見方が変わります！

DPCデータ^i) を組み合わせることで広がる分析の幅

　看護必要度データを組み合わせた分析を行うことで，さらに看護必要度データの理解を深めていきましょう。決してマニアックな話ではありません。一見難しそうなデータ分析ですが，理解できるととても興味深くなるものです。より理解を深められるよう，院内のデータを取り扱う専門家である情報管理部門の方等と一緒に読むこともお勧めです。データ分析仲間を院内にどんどん増やしていきましょう。

　第5章で細かく解説したとおり，DPCデータには症例の年齢や性別，疾患の情報やどのようなケアが行われてきたかという情報が含まれており，看護必要度データであるHファイルと他DPCデータに共通している患者固有のデータ識別番号を用いることで，情報同士を紐づけることができます。看護必要度のみでは

ⅰ）DPCデータ：データ提出加算で求められるデータ蓄積の形式の総称を指している。DPC対象病院のみならずDPC準備病院でも該当データがあれば分析は可能である。

見えなかった，より詳細な看護必要度の特徴やデータ精度を高めるための視点，具体的に病院経営に役立つデータが得られます。

この章で紹介する視点以外にも，分析の視点は無数にあります。この章を読み進めながら，ぜひ「こういう見方もできるのではないかな？」と，新たな分析の視点を考えていけるとよいですね！

なお，紹介する分析データは，執筆時点で2019年4月以降のデータを利用しておりますので，DPCコードは2018年度制度を用いていることをご了承ください。また，この章でも看護必要度Ⅱを分析対象としています。

疾患別に見る重症度

DPCデータとの組み合わせで，まず行いたいのは疾患別の分析です。疾患による特徴が出ているかどうか，データ精度の向上を目指すという意味においても確認することができますし，自院の疾患特性と看護必要度の関係性を知ることができます。まずは，自院の看護必要度データにおける疾患構成を確認しましょう。

看護必要度におけるデータ量は，症例数の多さと在院日数の長さが影響します。症例数×在院日数＝看護必要度データ数となります。つまり，症例数は少なくても在院日数が長い疾患は病院全体の看護必要度における重症度に大きな影響を与えますし，重症度が高くない疾患は，たとえ在院日数が少なくとも，症例数が多ければ病院全体の重症度は上がりにくくなってしまいます。

表1に，弊社所有データ（以下，2019年4月～2020年3月の間に3カ月以上のDPC詳細データを保有している急性期一般入院料1・4の16病院を対象としている）から，データ数割合と看護必要度Ⅱ重症度割合を示しています。全数調査ではないため，参考としてください。

表1では，症例数が多く在院日数がある程度長い疾患として神経系疾患（脳梗塞等），呼吸器疾患（肺炎，誤嚥性肺炎等），消化器系疾患（結腸や胃の悪性腫瘍，胆管結石等）の3つが高い割合となっています。全国的にも遠くない傾向にあるのではないかと想像します。重症度割合については，疾患ごとに医療的処置の内容や手術実施割合によって異なりますが，表1では手術症例が多くの割合を占める女性生殖器疾患と乳房疾患，処置が多くA項目とB項目が高くなる血液疾患の3つについて重症度が特に高いことが分かります。

このことから，看護必要度データ数が多くて重症度も高い疾患と，データ数は

表1 ●疾患別データ数×重症度割合Ⅱ

※各値高い順TOP3に着色している。DPCコードが付与された症例のみ

主要診断群（MDC）		データ割合	看護必要度Ⅱ
01	神経系疾患	12.9%	32.7%
02	眼科疾患	0.6%	4.9%
03	耳鼻科系疾患	1.1%	33.2%
04	呼吸器系疾患	16.8%	38.4%
05	循環器系疾患	10.0%	46.6%
06	消化器系疾患	21.7%	39.6%
07	筋骨格系疾患	7.2%	42.3%
08	皮膚疾患	1.2%	18.1%
09	乳房疾患	0.6%	53.5%
10	内分泌・代謝疾患	3.0%	19.8%
11	腎・尿路系疾患	6.7%	32.9%
12	女性生殖器系疾患	0.8%	56.4%
13	血液疾患	3.0%	48.7%
14	新生児疾患	0.1%	40.6%
15	小児疾患	0.0%	19.0%
16	外傷・熱傷・中毒	12.4%	39.3%
17	精神疾患	0.1%	32.4%
18	その他	2.0%	43.6%

重症度割合 全体 37.6%

※他病院データは，株式会社メディフローラ保有の2019年4月〜2020年3月の中で3カ月以上のデータがあり，詳細データのある病院を対象としている

©Mediflora2020

少ないけれども重症度が高い疾患があることが分かります。例えば，集患対策として重症度が高いことのみを理由として疾患を選択しても，そもそも症例数の少ない疾患や自院で受けられる症例数が限られる疾患の場合には，病院全体の重症度に与える影響が少なくなる可能性が高いため注意が必要です。

　表2は，特定を避けるため特徴の似ている急性期一般入院料1の2病院を合わせた2つの例を示しています。病院の持つ診療科や医療提供体制により，疾患構成や治療内容は変わります。また，自院に地域包括ケア病棟等の回復期病棟を有していたり，入退院支援が強化されることでベッドコントロールが非常によく行われていたりする病院の場合は，在院日数が短くコントロールされているために重症度割合が高くなります。

　表2の「a病院＋b病院」では，消化器・呼吸器・整形疾患が多く，ベッドコントロールが適切に行われています。「c病院＋d病院」は神経系疾患がメインであり，先の例に比べてベッドコントロールに課題があるという特徴があります。

　重症度割合全体を見ても，左右の例で違いが表れているとおり，メイン疾患の重症度割合が高ければ全体の重症度割合が高くなっていることが分かりますし，

※各値高い順TOP3に着色している。DPCコードが付与された症例のみ

特徴の似たa病院＋b病院

主要診断群（MDC）		データ割合	看護必要度Ⅱ
01	神経系疾患	2.6%	53.3%
02	眼科疾患	0.0%	0.0%
03	耳鼻科系疾患	0.4%	22.0%
04	呼吸器系疾患	16.0%	47.2%
05	循環器系疾患	12.5%	48.3%
06	消化器系疾患	32.2%	40.8%
07	筋骨格系疾患	4.7%	27.0%
08	皮膚疾患	0.9%	26.2%
09	乳房疾患	0.1%	57.1%
10	内分泌・代謝疾患	3.2%	21.4%
11	腎・尿路系疾患	4.4%	30.5%
12	女性生殖器系疾患	0.0%	16.7%
13	血液疾患	1.8%	60.5%
14	新生児疾患	0.1%	0.0%
15	小児疾患	−	−
16	外傷・熱傷・中毒	19.3%	37.7%
17	精神疾患	0.0%	27.3%
18	その他	1.6%	53.5%

重症度割合全体　40.5%

特徴の似たc病院＋d病院

主要診断群（MDC）		データ割合	看護必要度Ⅱ
01	神経系疾患	30.7%	33.8%
02	眼科疾患	0.0%	0.0%
03	耳鼻科系疾患	0.7%	31.0%
04	呼吸器系疾患	14.4%	36.5%
05	循環器系疾患	8.9%	41.3%
06	消化器系疾患	12.0%	36.1%
07	筋骨格系疾患	12.7%	47.1%
08	皮膚疾患	1.0%	25.9%
09	乳房疾患	0.4%	55.5%
10	内分泌・代謝疾患	2.5%	18.6%
11	腎・尿路系疾患	4.5%	32.1%
12	女性生殖器系疾患	0.0%	41.7%
13	血液疾患	1.1%	49.2%
14	新生児疾患	0.0%	34.1%
15	小児疾患	−	−
16	外傷・熱傷・中毒	7.4%	37.4%
17	精神疾患	0.1%	29.9%
18	その他	3.6%	47.3%

重症度割合全体　36.4%

※他病院データは，株式会社メディフローラ保有の2019年4月〜2020年3月の中で3カ月以上のデータがあり，詳細データのある**急性期一般入院料1**病院を対象としている

©Mediflora2020

　メイン疾患だとしてもベッドコントロールがスムーズに行えていないために他病院に比べて重症度割合が低いと全体の重症度割合も高くなっていないようです。

　このように，皆さんの病院でも，データのボリュームと重症度割合のバランスについて現状どのようになっているのか見ることで，自院の特徴をとらえましょう。

　疾患別の重症度割合という視点について，看護必要度の基準変更も押さえましょう。例年，診療報酬改定年の秋頃には基準変更による影響について中医協より公的データとして公開されると予想していますので，最新情報も合わせてご確認ください。

　表3は病院により違いがありますが，神経系疾患や呼吸器疾患といった内科系疾患について新基準でマイナスになっており（※小児疾患でコーディングされたデータについて，症例数が極端に少ないためここでは言及しません），外科系疾患について（特に評価日数が倍以上と長くなった骨の手術症例が含まれる整形疾患）新制度でプラスになっていることが分かります。

※各値高い順TOP3にそれぞれ①～③の印をつけている

主要診断群（MDC）		2018年度制度	2020年度制度	制度変化
01	神経系疾患	43.1%	32.7%	−10.4%
02	眼科疾患	2.1%	4.9%	2.7%
03	耳鼻科系疾患	15.8%	33.2%	17.4%
04	呼吸器系疾患	③ 45.3%	38.4%	−6.9%
05	循環器系疾患	43.9%	46.6%	2.8%
06	消化器系疾患	31.7%	39.6%	7.9%
07	筋骨格系疾患	25.7%	42.3%	16.6%
08	皮膚疾患	24.4%	18.1%	−6.3%
09	乳房疾患	34.7%	② 53.5%	18.8%
10	内分泌・代謝疾患	19.5%	19.8%	0.3%
11	腎・尿路系疾患	28.1%	32.9%	4.7%
12	女性生殖器系疾患	38.4%	① 56.4%	18.0%
13	血液疾患	① 50.0%	③ 48.7%	−1.3%
14	新生児疾患	27.2%	40.6%	13.4%
15	小児疾患	41.4%	19.0%	−22.4%
16	外傷・熱傷・中毒	23.1%	39.3%	16.2%
17	精神疾患	14.0%	32.4%	18.3%
18	その他	② 48.9%	43.6%	−5.3%

※他病院データは，株式会社メディフローラ保有の2019年4月～2020年3月の中で3カ月以上のデータがあり，詳細データのある病院を対象としている

©Mediflora2020

　疾患による基準変更は「今後どのような疾患について集患対策として意識すべきか」ということを示唆しますので，改定ごとに疾患別の重症度割合の変化を確認することをお勧めします。

疾患と重症該当基準別の関係性

　疾患別の特徴は，重症該当基準別に見ることで更に理解が深まります。**表4**は，重症該当基準及び入院単価について各疾患の数値を表しています。疾患特徴として処置や手術が多いものや，B項目の高いものが数値として表れていることが分かります。例えば，呼吸器疾患は特徴としてA項目のうち2つが該当するケースが多い（呼吸ケアと心電図モニターが多い）こと，そしてB項目の高い症例が多いことが分かります。

　一方，手術症例の多い乳房疾患はA項目及びC項目の割合が高く，比較的クリティカルパス等で在院日数のコントロールも行いやすいため，入院単価も高く重症度が高くなっています。また，循環器疾患は各基準がまんべんなく高く，重症

※各値高い順TOP3に着色している。DPCコードが付与されたデータのみ

	主要診断群（MDC）	看護必要度Ⅱ	A2点B3点以上	A3点以上	C1点以上	1日入院単価
01	神経系疾患	32.7%	25.9%	20.5%	5.5%	50,153
02	眼科疾患	4.9%	2.7%	1.9%	1.4%	105,082
03	耳鼻科系疾患	33.2%	13.6%	12.7%	15.6%	60,144
04	呼吸器系疾患	38.4%	33.7%	22.5%	1.2%	40,234
05	循環器系疾患	46.6%	31.9%	26.6%	14.0%	71,796
06	消化器系疾患	39.6%	21.0%	21.2%	19.2%	53,711
07	筋骨格系疾患	42.3%	16.8%	9.6%	34.0%	69,976
08	皮膚疾患	18.1%	15.7%	6.9%	2.1%	35,553
09	乳房疾患	53.5%	20.6%	18.3%	39.9%	86,114
10	内分泌・代謝疾患	19.8%	16.6%	9.2%	3.0%	36,031
11	腎・尿路系疾患	32.9%	19.2%	11.6%	14.4%	50,980
12	女性生殖器系疾患	56.4%	17.2%	12.8%	48.3%	85,978
13	血液疾患	48.7%	36.2%	37.8%	2.7%	67,502
14	新生児疾患	40.6%	15.9%	8.3%	33.7%	53,039
15	小児疾患	19.0%	19.0%	6.9%	0.0%	37,596
16	外傷・熱傷・中毒	39.3%	19.6%	9.1%	25.4%	53,163
17	精神疾患	32.4%	21.9%	20.1%	0.0%	53,733
18	その他	43.6%	38.9%	25.9%	5.6%	49,203

※他病院データは，株式会社メディフローラ保有の2019年4月〜2020年3月の中で3カ月以上のデータがあり，詳細データのある病院を対象としている
©Mediflora2020

度も高めです。その他は敗血症等全身状態が良くない疾患が多く，C項目を除いた各基準が非常に高くなっており重症度も高いことが分かります（ちなみに，眼科系疾患については，短期滞在手術3に該当する白内障手術は看護必要度分析の対象となっていないため，この分析の対象となっていません。対象となっているのは，短期滞在手術3に含まれない網膜剥離，黄斑・後極変性，緑内障等です。C項目に該当しない手術実施症例が多く，比較的在院日数のコントロールが可能な症例が多いため，入院単価が高くなっています）。

　重症度基準別についても，基準変更による数値を押さえましょう。基準値ごとに見ると，2020年度の看護必要度の基準変更では「A1点かつB3点以上＋認知症2項目いずれかあり」がなくなりましたが，A項目は救急搬送症例が追加されC項目の評価日数が増えたため，全体的にプラスになっています（**表5**）。特に，救急搬送が多い疾患とC項目の評価日数が長くなった疾患について割合が高くなっていることが分かります。

　自院分析の際には，基準別に分析をしてみても思っている以上にエイド変化によるプラスが少ない場合には，在院日数のコントロールに課題があることが考えられます。

※制度変化について大きい順TOP3に着色している。DPCコードが付与されたデータのみ

主要診断群（MDC）	2018年度制度				2020年度制度			制度変化　2020年度－2018年度			
	A2点B3点以上	A3点以上	C1点以上	A1B3点以上+認知症	A2点B3点以上	A3点以上	C1点以上	A2点B3点以上	A3点以上	C1点以上	A1B3点以上+認知症
01 神経系疾患	19.3%	11.1%	2.4%	34.5%	25.9%	20.5%	5.5%	6.6%	9.3%	3.2%	－
02 眼科疾患	1.6%	0.3%	0.4%	0.7%	2.7%	1.9%	1.4%	1.2%	1.6%	1.0%	－
03 耳鼻科系疾患	6.5%	7.0%	5.5%	2.1%	13.6%	12.7%	15.6%	7.2%	5.7%	10.1%	－
04 呼吸器系疾患	28.2%	12.9%	0.7%	32.3%	33.7%	22.5%	1.2%	5.5%	9.6%	0.5%	－
05 循環器系疾患	29.0%	18.3%	5.4%	22.2%	31.9%	26.6%	14.0%	2.9%	8.2%	8.5%	－
06 消化器系疾患	16.7%	15.7%	10.9%	9.7%	21.0%	21.2%	19.2%	4.3%	5.5%	8.3%	－
07 筋骨格系疾患	14.1%	7.8%	15.5%	5.9%	16.8%	9.6%	34.0%	2.7%	1.8%	18.4%	－
08 皮膚疾患	9.8%	3.5%	1.1%	19.5%	15.7%	6.9%	2.1%	5.8%	3.3%	1.0%	－
09 乳房疾患	19.5%	16.3%	17.2%	4.3%	20.6%	18.3%	39.9%	1.1%	2.0%	22.7%	－
10 内分泌・代謝疾患	9.8%	4.1%	1.2%	13.8%	16.6%	9.2%	3.0%	6.7%	5.1%	1.8%	－
11 腎・尿路系疾患	13.0%	6.9%	8.1%	14.7%	19.2%	11.6%	14.4%	6.2%	4.7%	6.3%	－
12 女性生殖器系疾患	16.0%	11.0%	30.5%	2.3%	17.2%	12.8%	48.3%	1.2%	1.7%	17.8%	－
13 血液疾患	34.9%	35.3%	1.3%	16.4%	36.2%	37.8%	2.7%	1.3%	2.5%	1.4%	－
14 新生児疾患	13.8%	6.2%	19.9%	6.2%	15.9%	8.3%	33.7%	2.2%	2.2%	13.8%	－
15 小児疾患	10.3%	0.0%	0.0%	41.4%	19.0%	6.9%	0.0%	8.6%	6.9%	0.0%	－
16 外傷・熱傷・中毒	11.2%	4.4%	9.8%	11.5%	19.6%	9.1%	25.4%	8.4%	4.7%	15.5%	－
17 精神疾患	2.9%	0.0%	0.0%	12.2%	21.9%	20.1%	0.0%	19.1%	20.1%	0.0%	－
18 その他	33.4%	19.7%	2.7%	34.3%	38.9%	25.9%	5.6%	5.5%	6.1%	2.9%	－

※他病院データは，株式会社メディフローラ保有の2019年4月～2020年3月の中で3カ月以上のデータがあり，詳細データのある病院を対象としている

©Mediflora2020

疾患詳細（疾患コード）と看護必要度の関係性

　　主要診断群（MDC）だけでは，疾患の部位は大まかにとらえられますが，具体的な疾患の内容について知ることができません。また，主要診断群といっても病院により内容は異なります。さらに疾患を深掘りし，DPCコードの上6桁（MDC6といわれる）である疾患コード別に看護必要度との関係性について**表6**に示しています。基準別分析については，疾患コードごとに看護必要度データ数が500以上あるものに絞り込んでいます。

　　データ数の上位5位は，肺炎，脳梗塞，心不全，大腿近位骨折，誤嚥性肺炎でした。多くの病院でもデータ数として上位にくるのではないかと思います。看護必要度はいずれも高く，急性期一般入院料1の基準29％を超えています。このうち大腿近位骨折については，手術症例が多いことから，C項目1点以上の割合が高いことが疾患特性として見ることができます。

表6●疾患コード別看護必要度Ⅱ～データ数の多い上位20

No	疾患コード（MDC6）		看護必要度Ⅱ	A2点B3点以上	A3点以上	C1点以上	1日入院単価
1	040080	肺炎等	37.0%	34.1%	20.8%	0.2%	37,093
2	010060	脳梗塞	31.5%	24.9%	22.9%	2.3%	48,855
3	050130	心不全	47.6%	40.0%	30.3%	2.8%	41,401
4	160800	股関節・大腿近位の骨折	54.8%	24.2%	9.9%	40.7%	60,327
5	040081	誤嚥性肺炎	40.4%	39.7%	22.0%	0.2%	37,221
6	110310	腎臓または尿路の感染症	25.4%	24.1%	10.7%	0.7%	36,523
7	060035	結腸（虫垂を含む。）の悪性腫瘍	39.8%	18.4%	23.0%	22.1%	62,659
8	060020	胃の悪性腫瘍	45.0%	20.7%	24.7%	24.4%	60,501
9	010040	非外傷性頭蓋内血腫（非外傷性硬膜下血腫以外）	31.3%	29.0%	21.1%	3.9%	44,629
10	060340	胆管（肝内外）結石，胆管炎	51.2%	21.6%	14.3%	36.5%	58,094
11	160690	胸椎，腰椎以下骨折損傷（胸・腰髄損傷を含む。）	14.7%	12.2%	2.5%	3.5%	37,227
12	060210	ヘルニアの記載のない腸閉塞	34.9%	24.0%	21.4%	10.6%	44,245
13	060040	直腸肛門（直腸S状部から肛門）の悪性腫瘍	44.8%	20.5%	31.8%	21.6%	69,566
14	040040	肺の悪性腫瘍	36.1%	26.8%	20.6%	5.7%	59,005
15	070343	脊柱管狭窄（脊椎症を含む。）腰部骨盤，不安定椎	48.8%	14.4%	8.3%	45.3%	91,808
16	050050	狭心症，慢性虚血性心疾患	55.9%	10.7%	17.9%	46.6%	164,412
17	180010	敗血症	48.0%	45.9%	31.6%	3.1%	48,419
18	060335	胆嚢水腫，胆嚢炎等	51.4%	30.2%	23.7%	31.8%	60,301
19	160100	頭蓋・頭蓋内損傷	33.8%	28.6%	20.7%	3.6%	46,429
20	070370	脊椎骨粗鬆症	40.5%	25.0%	12.1%	24.7%	52,140

※他病院データは，株式会社メディフローラ保有の2019年4月～2020年3月の中で3カ月以上のデータがあり，詳細データのある病院を対象としている

©Mediflora2020

　表7の重症度割合の上位20を見ると，上位にある女性生殖器疾患（子宮の良性腫瘍，生殖器脱出症）と鼠径ヘルニアはいずれも手術実施症例の割合が高いために重症度割合が高く，急性白血病，播種性血管内凝固症候群（DIC）は全身状態が悪く処置が多い症例のために重症度割合が高くなっていることが分かります。

　さらに，A2点B3点以上の割合が高い疾患（**表8**）は，救急搬送割合が高く，処置が多くて介助が必要な症例が多い疾患が上位を占めており，手術症例であるC1点以上が高い疾患は多くありません。

　A3点以上の割合が高い疾患（**表9**）は，救急搬送による入院と処置が多いこと，そして在院日数のコントロールが比較的行いやすい疾患も上位にあります。A2点B3点以上の割合の高い疾患に比べて，C項目である手術実施割合の高い疾患が入っていることも特徴です。

　C1点以上の高い疾患（**表10**）は，手術実施症例でありクリティカルパス等で比較的在院日数のコントロールがしやすいものが上位にあります。手術実施割合がほとんどでも，例えば高齢者が多いため退院後に起こるADLの変化から入退院支援に力を入れる必要があるような疾患では，在院日数が長くなるケースが

表7 ● 疾患コード別看護必要度Ⅱ～重症度割合の高い上位20

No	疾患コード（MDC6）		看護 必要度Ⅱ↓	A 2点B 3点 以上	A 3点 以上	C 1点 以上	1日 入院単価
1	120060	子宮の良性腫瘍	76.7%	18.8%	12.2%	76.4%	105,247
2	120090	生殖器脱出症	75.6%	18.2%	2.9%	75.4%	76,769
3	130010	急性白血病	75.4%	37.9%	69.6%	0.0%	93,736
4	130100	播種性血管内凝固症候群	72.6%	67.3%	56.2%	8.2%	61,145
5	060160	鼠径ヘルニア	70.8%	14.7%	13.8%	66.5%	71,171
6	060330	胆嚢疾患（胆嚢結石など）	61.6%	20.4%	14.1%	56.5%	90,248
7	060170	閉塞，壊疽のない腹腔のヘルニア	60.3%	22.4%	23.1%	55.2%	63,943
8	040200	気胸	57.3%	23.5%	40.3%	12.3%	61,869
9	050050	狭心症，慢性虚血性心疾患	55.9%	10.7%	17.9%	46.6%	164,412
10	160800	股関節・大腿近位の骨折	54.8%	24.2%	9.9%	40.7%	60,327
11	110200	前立腺肥大症等	53.8%	3.6%	3.3%	52.3%	62,598
12	090010	乳房の悪性腫瘍	53.5%	20.7%	18.6%	39.7%	85,963
13	050210	徐脈性不整脈	53.5%	32.1%	29.4%	27.3%	101,760
14	07040x	股関節骨頭壊死，股関節症（変形性を含む。）	53.0%	14.5%	10.3%	51.2%	92,448
15	160620	肘，膝の外傷（スポーツ障害等を含む。）	52.5%	12.6%	5.1%	49.9%	75,939
16	060141	胃十二指腸潰瘍，胃憩室症，幽門狭窄（穿孔を伴うもの）	52.5%	22.2%	46.8%	19.1%	52,706
17	070230	膝関節症（変形性を含む。）	51.9%	12.8%	9.1%	50.5%	85,919
18	040050	胸壁腫瘍，胸膜腫瘍	51.7%	43.4%	33.8%	1.2%	46,595
19	160700	鎖骨・肩甲骨の骨折	51.6%	19.5%	10.0%	43.8%	72,892
20	060060	胆嚢，肝外胆管の悪性腫瘍	51.5%	28.2%	28.8%	24.2%	53,451

※他病院データは，株式会社メディフローラ保有の2019年4月～2020年3月の中で3カ月以上のデータがあり，
詳細データのある病院のうちMDC6データ数500以上を対象としている
ⒸMediflora2020

表8 ● 疾患コード別看護必要度Ⅱ～A 2点B 3点以上割合の高い上位20

No	疾患コード（MDC6）		看護 必要度Ⅱ	A 2点B 3点 以上↓	A 3点 以上	C 1点 以上	1日 入院単価
1	130100	播種性血管内凝固症候群	72.6%	67.3%	56.2%	8.2%	61,145
2	180010	敗血症	48.0%	45.9%	31.6%	3.1%	48,419
3	070040	骨の悪性腫瘍（脊椎を除く。）	50.6%	44.5%	22.1%	6.1%	50,322
4	040050	胸壁腫瘍，胸膜腫瘍	51.7%	43.4%	33.8%	1.2%	46,595
5	130040	多発性骨髄腫，免疫系悪性新生物	46.0%	43.0%	21.1%	1.7%	92,351
6	050130	心不全	47.6%	40.0%	30.3%	2.8%	41,401
7	040081	誤嚥性肺炎	40.4%	39.7%	22.0%	0.2%	37,221
8	040130	呼吸不全（その他）	41.8%	38.4%	23.9%	0.7%	38,068
9	130010	急性白血病	75.4%	37.9%	69.6%	0.0%	93,736
10	010050	非外傷性硬膜下血腫	43.6%	37.9%	17.8%	4.2%	53,544
11	060030	小腸の悪性腫瘍，腹膜の悪性腫瘍	50.2%	36.2%	34.3%	13.3%	53,076
12	060310	肝膿瘍（細菌性・寄生虫性疾患を含む。）	40.6%	35.9%	27.3%	0.5%	44,073
13	010020	くも膜下出血，破裂脳動脈瘤	41.4%	35.9%	23.9%	17.1%	75,375
14	010230	てんかん	37.7%	34.2%	24.4%	0.7%	41,954
15	040080	肺炎等	37.0%	34.1%	20.8%	0.2%	37,093
16	130060	骨髄異形成症候群	41.0%	33.9%	29.8%	0.0%	69,749
17	050030	急性心筋梗塞（続発性合併症を含む。），再発性心筋梗塞	51.5%	33.7%	36.9%	33.1%	93,604
18	050190	肺塞栓症	40.5%	33.7%	31.3%	0.8%	47,118
19	010310	脳の障害（その他）	39.0%	33.2%	16.7%	7.7%	43,716
20	050210	徐脈性不整脈	53.5%	32.1%	29.4%	27.3%	101,760

※他病院データは，株式会社メディフローラ保有の2019年4月～2020年3月の中で3カ月以上のデータがあり，
詳細データのある病院のうちMDC6データ数500以上を対象としている
ⒸMediflora2020

No		疾患コード（MDC6）	看護 必要度Ⅱ	A2点B3点 以上	A3点 以上↓	C1点 以上	1日 入院単価
1	130010	急性白血病	75.4%	37.9%	69.6%	0.0%	93,736
2	130100	播種性血管内凝固症候群	72.6%	67.3%	56.2%	8.2%	61,145
3	060141	胃十二指腸潰瘍，胃憩室症，幽門狭窄（穿孔を伴うもの）	52.5%	22.2%	46.8%	19.1%	52,706
4	040200	気胸	57.3%	23.5%	40.3%	12.3%	61,869
5	050030	急性心筋梗塞（続発性合併症を含む。），再発性心筋梗塞	51.5%	33.7%	36.9%	33.1%	93,604
6	060030	小腸の悪性腫瘍，腹膜の悪性腫瘍	50.2%	36.2%	34.3%	13.3%	53,076
7	040050	胸壁腫瘍，胸膜腫瘍	51.7%	43.4%	33.8%	1.2%	46,595
8	040100	喘息	36.2%	10.6%	33.8%	0.0%	32,101
9	040120	慢性閉塞性肺疾患	38.7%	23.4%	32.0%	0.6%	40,601
10	060040	直腸肛門（直腸S状部から肛門）の悪性腫瘍	44.8%	20.5%	31.8%	21.6%	69,566
11	180010	敗血症	48.0%	45.9%	31.6%	3.1%	48,419
12	050190	肺塞栓症	40.5%	33.7%	31.3%	0.8%	47,118
13	050130	心不全	47.6%	40.0%	30.3%	2.8%	41,401
14	130030	非ホジキンリンパ腫	39.1%	28.4%	30.3%	2.6%	66,714
15	010061	一過性脳虚血発作	35.4%	20.9%	29.8%	0.5%	48,901
16	130060	骨髄異形成症候群	41.0%	33.9%	29.8%	0.0%	69,749
17	050210	徐脈性不整脈	53.5%	32.1%	29.4%	27.3%	101,760
18	060060	胆嚢，肝外胆管の悪性腫瘍	51.5%	28.2%	28.8%	24.2%	53,451
19	040110	間質性肺炎	37.4%	28.5%	28.3%	0.4%	38,708
20	060010	食道の悪性腫瘍（頸部を含む。）	42.2%	21.8%	28.2%	5.7%	42,971

※他病院データは，株式会社メディフローラ保有の2019年4月〜2020年3月の中で3カ月以上のデータがあり，
詳細データのある病院のうちMDC6データ数500以上を対象としている

©Mediflora2020

No		疾患コード（MDC6）	看護 必要度Ⅱ	A2点B3点 以上↓	A3点 以上	C1点 以上	1日 入院単価
1	120060	子宮の良性腫瘍	76.7%	18.8%	12.2%	76.4%	105,247
2	120090	生殖器脱出症	75.6%	18.2%	2.9%	75.4%	76,769
3	060160	鼠径ヘルニア	70.8%	14.7%	13.8%	66.5%	71,171
4	060330	胆嚢疾患（胆嚢結石など）	61.6%	20.4%	14.1%	56.5%	90,248
5	060170	閉塞，壊疽のない腹腔のヘルニア	60.3%	22.4%	23.1%	55.2%	63,943
6	110200	前立腺肥大症等	53.8%	3.6%	3.3%	52.3%	62,598
7	07040x	股関節骨頭壊死，股関節症（変形性を含む。）	53.0%	14.5%	10.3%	51.2%	92,448
8	070230	膝関節症（変形性を含む。）	51.9%	12.8%	9.1%	50.5%	85,919
9	160620	肘，膝の外傷（スポーツ障害等を含む。）	52.5%	12.6%	5.1%	49.9%	75,939
10	050050	狭心症，慢性虚血性心疾患	55.9%	10.7%	17.9%	46.6%	164,412
11	070343	脊柱管狭窄（脊椎症を含む。）　腰部骨盤，不安定椎	48.8%	14.4%	8.3%	45.3%	91,808
12	160700	鎖骨・肩甲骨の骨折	51.6%	19.5%	10.0%	43.8%	72,892
13	11012x	上部尿路疾患	50.5%	13.3%	9.3%	43.7%	84,719
14	070341	脊柱管狭窄（脊椎症を含む。）　頸部	47.7%	14.1%	9.5%	43.1%	62,079
15	160760	前腕の骨折	48.4%	23.8%	8.3%	42.6%	88,406
16	160850	足関節・足部の骨折・脱臼	46.9%	11.9%	4.9%	42.3%	52,705
17	160835	下腿足関節周辺の骨折	48.6%	14.9%	6.0%	41.9%	55,282
18	010030	未破裂脳動脈瘤	49.3%	10.3%	8.8%	41.8%	66,951
19	160740	肘関節周辺の骨折・脱臼	47.4%	19.6%	6.6%	41.6%	82,256
20	060150	虫垂炎	46.2%	14.0%	24.0%	41.1%	74,295

※他病院データは，株式会社メディフローラ保有の2019年4月〜2020年3月の中で3カ月以上のデータがあり，
詳細データのある病院のうちMDC6データ数500以上を対象としている

©Mediflora2020

ある疾患がさほど上位になっていないことが分かります。

　いずれの疾患コードも，病院ごとに手術の実施がどの程度あるか，ベッドコントロールについて地域包括ケア病棟等の回復期病棟の有無や入退院支援の実施状況により割合は変わっていきます。**表7～10**を参考に，自院の疾患コード別の看護必要度がどのような状況になっているか読み取ってみましょう。

疾患とＡ項目及びＢ項目，Ｃ項目の関係性

　疾患別の看護必要度項目別の特徴を押さえていきましょう。**表11**に弊社保有データからＡ項目，Ｃ項目については「あり」となっているデータの割合，**表12**にＢ項目については０・１・２点の評価である「寝返り」「移乗」「食事摂取」「衣服の着脱」の平均値，それ以外は「あり」となった割合を示しています。先の重症度基準別の視点から更に詳細に疾患特性が見て取れます。例えば，入院が必要な耳鼻咽喉科系疾患は，めまいが多いため救急搬送の割合が高く，呼吸器系疾患はその名のとおり呼吸ケア実施割合が高いことが分かります。

　また，専門的な治療処置で高い割合となる疾患は，悪性腫瘍症例が多く，手術や抗がん剤使用症例が多いためと分かります。ただ，自院で手術を受け入れていない，あるいは特定の疾患以外の抗がん剤使用症例は他病院に紹介しているケースではこの限りでありません。自院のデータから自院の疾患像をご確認ください。

　なお，特にＡ項目における「心電図モニター」には他の項目に比べて「あり」となっているデータ割合が高めです。第１章でも述べたとおり，「心電図モニター」は，これまで何度も中医協で議論に上っている項目ですので，必要な患者に必要であるから心電図モニターが付けられているかどうか，いま一度データからも確認していただきたいと思います。

　Ｃ項目については術式別に疾患特性が分かりやすいため，各項目で最も割合の高い割合に着色をしています（**表12**）。

　2020年度診療報酬改定における基準変更で登場した「別に定める検査」及び「別に定める手術」について解説します。今回，追加された検査と手術で全国的に実施件数が多いものとして，「心臓カテーテル検査（左・右）」「乳房の悪性腫瘍の手術」があります。その影響が**表11**に表れていることが分かります。

　皆さんの病院では何の検査及び手術が2020年度の基準変更によってプラスの評価となったのか押さえておきましょう。

表11●看護必要度Ⅱ疾患別A項目詳細

※各値高い順TOP3に着色している。DPCコードが付与されたデータのみ
※※「緊急に入院を必要とする状態」とは看護必要度Ⅰにおける「救急搬送後の入院」

	主要診断群（MDC）	看護必要度Ⅱ	創傷処置	呼吸ケア	点滴ライン同時3本以上の管理	心電図モニターの管理	シリンジポンプの管理	輸血や血液製剤の管理	専門的な治療・処置	※※緊急に入院を必要とする状態
01	神経系疾患	32.7%	4.3%	8.9%	3.2%	49.4%	6.5%	0.6%	12.7%	15.5%
02	眼科疾患	4.9%	2.3%	0.2%	0.0%	2.5%	0.0%	0.0%	24.0%	0.7%
03	耳鼻科系疾患	33.2%	2.8%	2.0%	4.8%	15.1%	4.4%	0.1%	20.7%	16.2%
04	呼吸器系疾患	38.4%	5.9%	31.1%	7.9%	39.8%	4.1%	0.6%	14.6%	15.5%
05	循環器系疾患	46.6%	5.8%	28.6%	5.9%	59.9%	8.3%	1.0%	17.2%	14.3%
06	消化器系疾患	39.6%	7.9%	7.7%	11.3%	17.4%	4.6%	2.4%	25.7%	15.3%
07	筋骨格系疾患	42.3%	13.5%	4.0%	5.0%	13.2%	2.0%	1.3%	13.1%	3.5%
08	皮膚疾患	18.1%	27.6%	3.9%	2.2%	9.7%	0.6%	1.1%	9.0%	8.2%
09	乳房疾患	53.5%	17.5%	9.4%	1.1%	5.5%	3.4%	0.5%	51.3%	2.1%
10	内分泌・代謝疾患	19.8%	7.7%	3.3%	3.4%	18.9%	1.7%	0.5%	6.1%	12.3%
11	腎・尿路系疾患	32.9%	5.7%	6.9%	5.3%	20.8%	2.1%	1.3%	13.3%	11.8%
12	女性生殖器系疾患	56.4%	16.4%	4.9%	6.9%	14.2%	4.4%	0.5%	20.5%	4.7%
13	血液疾患	48.7%	4.6%	12.8%	35.1%	31.0%	7.4%	12.0%	43.0%	7.2%
14	新生児疾患	40.6%	9.4%	4.0%	3.6%	25.4%	2.5%	0.0%	23.6%	3.6%
15	小児疾患	19.0%	29.3%	0.0%	1.7%	22.4%	0.0%	0.0%	0.0%	8.6%
16	外傷・熱傷・中毒	39.3%	10.8%	5.8%	1.7%	15.1%	1.0%	1.1%	6.9%	12.6%
17	精神疾患	32.4%	4.7%	3.2%	0.4%	36.0%	1.8%	0.0%	0.0%	43.5%
18	その他	43.6%	11.2%	18.7%	19.3%	40.3%	9.8%	3.7%	17.5%	11.2%

※他病院データは，株式会社メディフローラ保有の2019年4月～2020年3月の中で3カ月以上のデータがあり，詳細データのある病院を対象としている

©Mediflora2020

表12●看護必要度Ⅱ疾患別B項目詳細

※各値高い順TOP3に着色している。DPCコードが付与されたデータのみ
※0・1・2点の評価である「寝返り」「移乗」「食事摂取」「衣服の着脱」は平均値，それ以外は「あり」となった割合を示している

	主要診断群（MDC）	看護必要度Ⅱ	寝返り※	移乗※	口腔清潔	食事摂取※	衣服の着脱※	診療・療養上の指示が通じる	危険行動
01	神経系疾患	32.7%	1.15	0.76	68.8%	0.94	1.25	53.3%	29.1%
02	眼科疾患	4.9%	0.19	0.30	2.9%	0.05	0.14	4.6%	0.7%
03	耳鼻科系疾患	33.2%	0.39	0.36	22.1%	0.23	0.42	6.8%	1.6%
04	呼吸器系疾患	38.4%	1.20	0.67	71.1%	0.74	1.33	46.5%	16.5%
05	循環器系疾患	46.6%	0.78	0.57	59.4%	0.57	0.99	27.4%	13.4%
06	消化器系疾患	39.6%	0.60	0.44	33.0%	0.24	0.84	17.2%	8.3%
07	筋骨格系疾患	42.3%	0.99	0.72	52.3%	0.48	0.86	13.5%	6.6%
08	皮膚疾患	18.1%	1.05	0.61	60.4%	0.81	1.17	33.4%	9.3%
09	乳房疾患	53.5%	0.55	0.48	23.7%	0.18	0.54	5.6%	2.9%
10	内分泌・代謝疾患	19.8%	0.72	0.51	46.8%	0.51	0.86	27.4%	11.0%
11	腎・尿路系疾患	32.9%	0.88	0.57	51.2%	0.54	1.00	29.8%	11.2%
12	女性生殖器系疾患	56.4%	0.49	0.28	14.8%	0.11	0.42	6.8%	1.3%
13	血液疾患	48.7%	0.72	0.45	60.5%	0.51	0.96	20.2%	7.2%
14	新生児疾患	40.6%	0.48	0.53	38.2%	0.40	0.78	16.0%	8.4%
15	小児疾患	19.0%	1.96	1.37	94.7%	1.75	1.89	96.5%	12.3%
16	外傷・熱傷・中毒	39.3%	1.19	0.94	71.7%	0.69	1.28	28.5%	16.6%
17	精神疾患	32.4%	0.69	0.79	33.5%	0.26	0.81	32.4%	10.8%
18	その他	43.6%	1.30	0.75	74.2%	0.78	1.39	44.8%	16.9%

※他病院データは，株式会社メディフローラ保有の2019年4月～2020年3月の中で3カ月以上のデータがあり，詳細データのある病院を対象としている

©Mediflora2020

表13 ● 看護必要度Ⅱ疾患別C項目詳細

※各項目のうち最も高い割合に着色している。DPCコードが付与されたデータのみ

主要診断群（MDC）		看護必要度Ⅱ	開頭手術（13日間）	開胸手術（12日間）	開腹手術（7日間）	骨の手術（11日間）	胸腔鏡・腹腔鏡手術（5日間）	全身麻酔・脊椎麻酔の手術（5日間）	救命等に係る内科的治療（5日間）	別に定める検査（2日間）	別に定める手術（6日間）
01	神経系疾患	32.7%	3.1%	0.0%	0.1%	0.1%	0.0%	2.1%	1.1%	0.1%	1.2%
02	眼科疾患	4.9%	0.0%	0.0%	0.0%	0.0%	0.0%	0.7%	0.0%	0.0%	1.1%
03	耳鼻科系疾患	33.2%	0.6%	0.0%	0.0%	0.7%	0.0%	10.2%	0.2%	0.0%	10.2%
04	呼吸器系疾患	38.4%	0.0%	0.1%	0.1%	0.1%	0.8%	1.0%	0.1%	0.1%	0.0%
05	循環器系疾患	46.6%	0.0%	1.0%	0.1%	0.4%	0.0%	0.9%	8.3%	4.0%	0.1%
06	消化器系疾患	39.6%	0.0%	0.0%	6.7%	0.0%	4.7%	9.8%	7.4%	0.1%	0.1%
07	筋骨格系疾患	42.3%	0.0%	0.0%	0.1%	29.5%	0.0%	17.9%	0.0%	0.1%	5.8%
08	皮膚疾患	18.1%	0.0%	0.0%	0.0%	0.2%	0.1%	1.9%	0.0%	0.0%	0.2%
09	乳房疾患	53.5%	0.0%	0.0%	0.0%	0.0%	0.0%	36.0%	0.0%	0.0%	38.2%
10	内分泌・代謝疾患	19.8%	0.1%	0.0%	0.0%	0.7%	0.1%	2.0%	0.1%	0.0%	1.1%
11	腎・尿路系疾患	32.9%	0.0%	0.0%	2.0%	0.1%	2.5%	13.4%	0.1%	0.2%	1.6%
12	女性生殖器系疾患	56.4%	0.0%	0.3%	29.2%	0.0%	16.8%	39.8%	0.0%	0.0%	0.2%
13	血液疾患	48.7%	0.3%	0.0%	1.2%	0.2%	0.2%	1.2%	0.5%	0.1%	0.1%
14	新生児疾患	40.6%	0.0%	7.6%	6.9%	0.0%	6.2%	24.3%	1.8%	2.2%	0.0%
15	小児疾患	19.0%	0.0%	0.0%	0.0%	0.0%	0.0%	0.0%	0.0%	0.0%	0.0%
16	外傷・熱傷・中毒	39.3%	0.2%	0.0%	0.1%	19.4%	0.1%	14.8%	0.1%	0.0%	1.4%
17	精神疾患	32.4%	0.0%	0.0%	0.0%	0.0%	0.0%	0.0%	0.0%	0.0%	0.0%
18	その他	43.6%	0.1%	0.0%	1.1%	2.5%	0.1%	3.1%	0.6%	0.1%	0.2%

※他病院データは，株式会社メディフローラ保有の2019年4月～2020年3月の中で3カ月以上のデータがあり，詳細データのある病院を対象としている

©Mediflora2020

入院期間及び在院日数と重症度の関係性
～ベッドコントロールに要注意！

　繰り返し述べているとおり，在院日数が長くなれば重症度も変化していきますが，その変化の仕方は疾患によりさまざまです。2018年度で新基準となった「A得点1点かつB得点3点のうち認知症2項目いずれかがあり」では，在院日数に与える影響が少なかったのですが，2020年度にその基準がなくなったことで，重症度割合は在院日数に与える影響が大きくなっています。

　ここから「なぜ2020年度はベッドコントロールが重要なのか」ということについて，データとともに解説します。

　まず，基準変更による入院期間ごとの影響を見てみましょう（**図1**）。大きく特徴は3つあります。

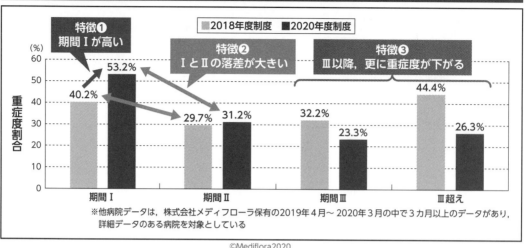

図1●入院期間×重症度割合Ⅱ制度比較

重症度割合

特徴❶
期間Ⅰが高い

特徴❷
ⅠとⅡの落差が大きい

特徴❸
Ⅲ以降，更に重症度が下がる

■2018年度制度 ■2020年度制度

期間Ⅰ 40.2% / 53.2%
期間Ⅱ 29.7% / 31.2%
期間Ⅲ 32.2% / 23.3%
Ⅲ超え 44.4% / 26.3%

※他病院データは，株式会社メディフローラ保有の2019年4月〜2020年3月の中で3カ月以上のデータがあり，詳細データのある病院を対象としている

©Mediflora2020

　1つ目は「期間Ⅰの重症度割合が極端に高くなっている」点です。看護必要度Ⅱで追加されたA項目の「緊急に入院を必要とする状態（看護必要度Ⅰでの表記は救急搬送後の入院）」に該当する症例は，入院日から連続して5日間が「あり」となります。急性期病院ですから「緊急に入院を必要とする状態」と評価される救急医療管理加算等を算定する症例は多くあります。この評価の影響が大きく，入院期間Ⅰの評価が高くなっています。

　2つ目は「期間Ⅰと期間Ⅱの重症度の差が大きい」点です。先に述べたとおり，期間Ⅰでの評価が高まった影響で，期間ⅠとⅡの落差が2018年度と比べて大きくなっています。後で疾患別の入院期間ごとの重症度割合を示しますが，特に手術実施症例では落差がより大きくなっています。

　3つ目は「期間Ⅲ以降は更に重症度割合が下がる」点です。これは2018年度の基準であった「A得点1点かつB得点3点のうち認知症2項目いずれかがあり」がなくなった影響により，在院日数が長くなると重症度割合が上がらない設計になっているためです。

　更に詳しく疾患別に入院期間と基準変更をまとめたのが表14です。例として「MDC04：呼吸器疾患」と「MDC09：乳房疾患」，「MDC16外傷・熱傷・中毒（以下，外傷疾患）」について取り上げましょう。

　呼吸器疾患は高齢者が多く，主に肺炎，誤嚥性肺炎を扱う内科系疾患です。乳房疾患は乳房の悪性腫瘍にて手術を行う症例が多い外科疾患です。外傷疾患は，乳房疾患と同様に大腿近位骨折の症例が多く手術症例が多い疾患ですが，乳房の疾患に比べてより高齢者が多いことが特徴です。このことを前提としてデータを見ていきましょう。

表14●疾患別入院期間×基準変更

主要診断群（MDC）		2018年度制度　看護必要度Ⅱ				2020年度制度　看護必要度Ⅱ			
		期間Ⅰ	期間Ⅱ	期間Ⅲ	Ⅲ超え	期間Ⅰ	期間Ⅱ	期間Ⅲ	Ⅲ超え
01	神経系疾患	51.3%	34.8%	38.0%	47.2%	52.9%	19.6%	17.0%	19.0%
02	眼科疾患	2.4%	1.9%	0.6%	－	5.7%	3.6%	1.8%	－
03	耳鼻科系疾患	21.4%	12.4%	9.7%	7.6%	42.3%	38.5%	15.2%	2.5%
04	呼吸器系疾患	47.9%	40.8%	45.7%	61.7%	53.7%	26.9%	29.5%	30.7%
05	循環器系疾患	50.8%	38.5%	37.9%	56.9%	62.4%	41.3%	30.9%	31.4%
06	消化器系疾患	35.6%	28.8%	27.4%	38.1%	50.2%	35.9%	25.0%	30.7%
07	筋骨格系疾患	41.6%	13.0%	11.6%	21.3%	66.7%	27.7%	12.8%	25.4%
08	皮膚疾患	21.4%	25.2%	31.3%	10.4%	22.0%	16.1%	16.3%	0.5%
09	乳房疾患	36.2%	38.9%	25.4%	35.9%	39.0%	72.3%	35.7%	34.6%
10	内分泌・代謝疾患	17.3%	19.4%	20.9%	35.0%	27.5%	17.3%	10.7%	16.7%
11	腎・尿路系疾患	30.4%	24.9%	26.1%	41.1%	44.6%	29.0%	19.9%	19.5%
12	女性生殖器系疾患	54.4%	26.5%	12.9%	16.7%	58.5%	66.3%	15.6%	66.7%
13	血液疾患	51.5%	48.7%	49.8%	51.1%	55.9%	44.6%	44.3%	43.0%
14	新生児疾患	44.7%	34.5%	8.6%	0.0%	53.4%	70.9%	14.0%	0.0%
15	小児疾患	23.1%	28.6%	77.8%	－	11.5%	14.3%	33.3%	－
16	外傷・熱傷・中毒	30.6%	16.8%	16.1%	25.5%	59.3%	30.8%	12.8%	17.2%
17	精神疾患	14.8%	15.2%	25.0%	－	56.5%	9.1%	50.0%	－
18	その他	56.6%	52.3%	54.1%	63.5%	61.6%	39.4%	38.0%	45.5%

※他病院データは，株式会社メディフローラ保有の2019年4月～2020年3月の中で3カ月以上のデータがあり，詳細データのある病院を対象としている

©Mediflora2020

　先述したとおり，2018年度の基準では呼吸器疾患のような高齢者が多いため「A得点1点かつB得点3点のうち認知症2項目いずれかがあり」の評価が影響し，入院期間が長くなっても重症度割合が下がりにくいことが特徴でした。ところが，2020年度の新基準では期間Ⅰが非常に高い割合となり，期間Ⅱ，Ⅲの割合は非常に低くなっています。呼吸器疾患で入院する症例は緊急入院症例が多いため期間Ⅰが高くなっていることが要因です。

　乳房疾患は2018年度の基準では呼吸器疾患ほど目立って重症度割合は高くありませんでした。しかし，2020年度の新基準で手術実施が高く評価されたことにより，重症度割合が高くなっています。期間ⅠはⅡに比べて低くなっているのは，乳房疾患の中でも特に症例の多い「090010xx01x0xx 乳房の悪性腫瘍 乳腺悪性腫瘍手術等 処置2なし」コードの期間Ⅰの設定が1日であるため，弊社保有データでは術前日数を1日取っている症例が多いための結果です。

　外傷疾患は2018年度の基準では期間Ⅰは高かったのですが，期間ⅡとⅢはいずれも20%を下回りました。2020年度の新基準では緊急入院の評価が加わったこと，そして骨の手術の評価日数が5日間から11日間になったことが影響し，期間Ⅰ及びⅡの重症度割合が高くなっています。

主要診断群 (MDC)	A 2点B 3点以上				A 3点以上				C 1点以上			
	期間Ⅰ	期間Ⅱ	期間Ⅲ	Ⅲ超え	期間Ⅰ	期間Ⅱ	期間Ⅲ	Ⅲ超え	期間Ⅰ	期間Ⅱ	期間Ⅲ	Ⅲ超え
01 神経系疾患	40.9%	15.0%	15.3%	15.8%	39.2%	8.5%	6.5%	10.6%	8.0%	5.1%	2.6%	5.0%
02 眼科疾患	3.0%	2.5%	1.2%	–	2.5%	0.8%	0.0%	–	1.5%	1.4%	1.2%	–
03 耳鼻科系疾患	18.9%	11.7%	8.4%	2.5%	18.3%	11.7%	3.0%	0.0%	19.3%	21.3%	6.5%	0.0%
04 呼吸器系疾患	45.3%	23.9%	28.1%	30.3%	37.4%	11.6%	12.9%	16.0%	2.0%	1.2%	0.4%	0.5%
05 循環器系疾患	42.5%	25.6%	23.5%	28.7%	44.1%	16.8%	12.9%	11.5%	17.6%	16.0%	7.5%	4.0%
06 消化器系疾患	26.7%	15.5%	17.0%	26.5%	28.8%	16.2%	14.0%	14.3%	27.3%	18.8%	5.4%	3.7%
07 筋骨格系疾患	27.5%	8.0%	7.0%	22.8%	15.9%	3.9%	4.1%	19.5%	56.2%	21.6%	6.1%	7.1%
08 皮膚疾患	18.7%	14.1%	14.4%	0.5%	9.7%	6.2%	2.9%	0.0%	2.5%	2.0%	2.2%	0.0%
09 乳房疾患	23.1%	20.0%	15.0%	34.6%	15.0%	20.2%	15.7%	11.5%	24.2%	64.6%	15.7%	0.0%
10 内分泌・代謝疾患	22.6%	14.2%	9.7%	15.6%	14.0%	6.8%	4.5%	6.8%	3.9%	3.4%	1.0%	1.1%
11 腎・尿路系疾患	28.9%	10.2%	15.0%	17.9%	19.8%	5.4%	6.7%	6.2%	16.4%	20.0%	5.1%	1.7%
12 女性生殖器系疾患	29.5%	4.5%	9.2%	0.0%	17.3%	9.2%	6.4%	0.0%	52.3%	56.3%	6.1%	66.7%
13 血液疾患	38.3%	31.4%	38.3%	41.3%	44.9%	34.0%	33.4%	30.2%	3.4%	2.7%	2.1%	0.7%
14 新生児疾患	27.2%	21.8%	3.2%	0.0%	15.5%	12.7%	0.0%	0.0%	44.7%	56.4%	11.8%	0.0%
15 小児疾患	11.5%	14.3%	33.3%	–	7.7%	14.3%	0.0%	–	0.0%	0.0%	0.0%	–
16 外傷・熱傷・中毒	33.3%	9.5%	6.7%	10.7%	15.2%	5.0%	2.9%	3.8%	36.7%	23.0%	7.1%	11.7%
17 精神疾患	37.4%	6.1%	50.0%	–	40.0%	3.0%	25.0%	–	0.0%	0.0%	0.0%	–
18 その他	55.9%	36.6%	37.2%	44.4%	45.5%	20.8%	20.1%	26.7%	6.3%	4.5%	0.9%	1.4%

※他病院データは，株式会社メディフローラ保有の2019年4月〜2020年3月の中で3カ月以上のデータがあり，詳細データのある病院を対象としている

©Mediflora2020

先述した疾患別の特徴は，**表15**の入院期間と重症基準別の関係性を見ると，更に疾患特性が説明されていることが分かります。それぞれの疾患により，どの基準が大きく影響を与えているかが明確に分かります。呼吸器疾患は「A2点B3点以上」と「A3点以上」，乳房疾患は「C1点以上」，外傷疾患は「A2点B3点以上」と「C1点以上」の影響を特に受けているようです。

基準「A2点B3点以上」については，A得点とB得点の一方または両方に影響を受けているかが疾患の特徴により異なります。呼吸器疾患はA得点B得点両方に，乳房の疾患はA得点に，外傷疾患ではB得点により影響を受けていることが分かります（**表16**）。

入院期間を更に細かくし，在院日数別の関係性を見ていきましょう。まず，2018年度と2020年度の基準変更を重症基準別に示したものが**図2**です。

2018年度の基準では「A得点1点かつB得点3点のうち認知症2項目いずれかがあり」は在院日数が長くなっても「あり」となる割合が下がらない（むしろ上がっている）ことが分かります。2020年度では，この基準がなくなり，A項目とC項目の一部評価が高くなった結果，入院から5日間の重症度割合が非常に高く，その後，急に割合が下がることが分かります。3つの基準の中でも2018

表16●疾患別入院期間×A2点以上・B3点以上割合

主要診断群（MDC）		A2点以上				B3点以上			
		期間I	期間II	期間III	III超え	期間I	期間II	期間III	III超え
01	神経系疾患	53.4%	17.2%	15.9%	16.0%	71.9%	73.3%	83.5%	91.4%
02	眼科疾患	32.5%	9.9%	6.0%	−	6.7%	7.6%	7.2%	−
03	耳鼻科系疾患	49.1%	43.3%	13.9%	5.1%	30.4%	22.1%	32.8%	46.6%
04	呼吸器系疾患	59.5%	30.8%	32.9%	30.8%	71.3%	73.6%	80.2%	90.2%
05	循環器系疾患	61.2%	33.2%	28.7%	30.1%	57.0%	56.9%	64.2%	86.2%
06	消化器系疾患	56.7%	33.7%	27.7%	36.6%	37.4%	36.0%	54.4%	73.4%
07	筋骨格系疾患	32.5%	10.2%	9.7%	27.0%	67.5%	48.6%	52.5%	70.6%
08	皮膚疾患	28.9%	16.9%	16.7%	1.4%	63.2%	66.3%	73.9%	27.5%
09	乳房疾患	40.4%	67.1%	53.0%	39.7%	27.8%	24.7%	36.5%	89.7%
10	内分泌・代謝疾患	32.5%	18.2%	12.1%	15.8%	41.5%	48.3%	64.8%	77.4%
11	腎・尿路系疾患	45.8%	17.2%	19.3%	19.1%	50.2%	51.4%	67.8%	88.4%
12	女性生殖器系疾患	46.6%	20.0%	18.2%	0.0%	37.9%	10.5%	28.9%	16.7%
13	血液疾患	68.6%	52.9%	50.5%	47.7%	50.6%	58.4%	71.3%	84.0%
14	新生児疾患	49.5%	36.4%	5.4%	0.0%	35.9%	34.5%	46.2%	6.3%
15	小児疾患	11.5%	14.3%	33.3%	−	100.0%	100.0%	94.4%	−
16	外傷・熱傷・中毒	36.9%	11.8%	8.1%	10.8%	83.5%	76.2%	71.9%	74.3%
17	精神疾患	79.1%	12.1%	50.0%	−	49.6%	72.7%	50.0%	−
18	その他	64.2%	40.3%	38.9%	45.2%	81.5%	82.3%	87.9%	89.6%

※他病院データは，株式会社メディフローラ保有の2019年4月〜2020年3月の中で3カ月以上のデータがあり，詳細データのある病院を対象としている

©Mediflora2020

図2●在院日数別重症基準×基準変更

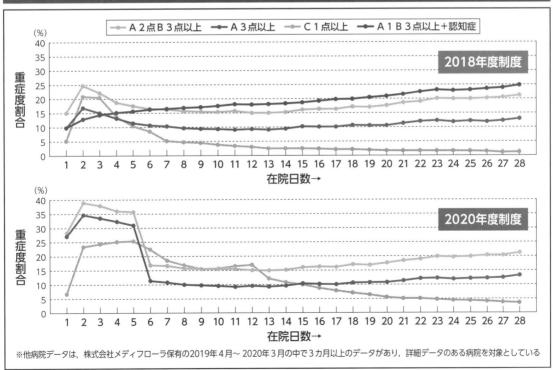

※他病院データは，株式会社メディフローラ保有の2019年4月〜 2020年3月の中で3カ月以上のデータがあり，詳細データのある病院を対象としている

©Mediflora2020

年度の基準と同様にB項目に関係している「A2点B3点以上」については，在院日数が長くなっても重症度割合が下がりにくくなっています。

次に，先述の重症基準をまとめた重症度割合と在院日数の関係性を見ていきましょう（**図3**）。これまでに述べた特徴がそのまま**図3**に表れており，2018年度の基準では入院期間が長くなっても重症度割合が下がりにくかった特徴がありましたが，2020年度の新基準では入院5日目までが非常に高く，その後在院日数が長くなると重症度割合が下がり低くなることが分かります。

先述した3つの「呼吸器疾患」「乳房疾患」「外傷疾患」に絞り，重症度割合と在院日数の関係性を見ていきます。緊急入院が多い内科系疾患である呼吸器疾患（**図4**）では，2020年度の新基準では5日目までの重症度割合が非常に高く，あとは在院日数が長くなると重症度割合が下がり低くなります。

乳房疾患（**図5**）は先に述べたとおり弊社保有データでは入院当日ではなく入院翌日に手術を行う症例が多く，C項目の「別に定める手術（6日間）」のとおり2～7日目の6日間の重症度割合が大きく高くなっており，その後大きく下がり低くなります。

外傷疾患（**図6**）の場合，まず緊急入院のため5日間までで重症度割合が高くなり，その後，手術日がいつになるかにより重症度割合が上がる山ができています。

更に疾患を絞り込み，それぞれ3疾患について主要な疾患コードの分析を紹介します。いずれも基本的に先述したとおりの特徴があり，疾患を絞り込むことでより疾患の特徴が顕著に表れています（**図7，8，9**）。

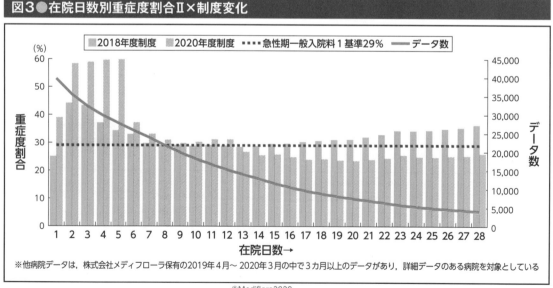

図3●在院日数別重症度割合Ⅱ×制度変化

※他病院データは，株式会社メディフローラ保有の2019年4月～2020年3月の中で3カ月以上のデータがあり，詳細データのある病院を対象としている

©Mediflora2020

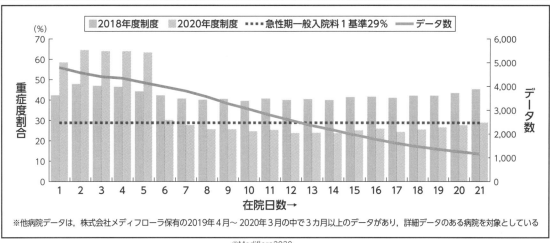

図4●在院日数別重症度割合Ⅱ×制度変化～MDC04：呼吸器疾患

凡例：■2018年度制度 ■2020年度制度 ‥‥急性期一般入院料1基準29% ━データ数

※他病院データは，株式会社メディフローラ保有の2019年4月～2020年3月の中で3カ月以上のデータがあり，詳細データのある病院を対象としている

©Mediflora2020

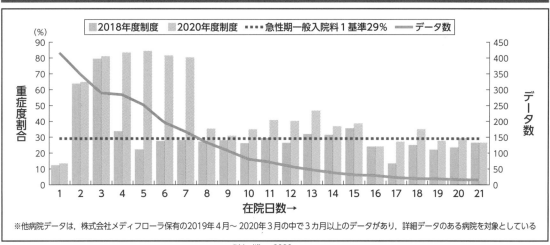

図5●在院日数別重症度割合Ⅱ×制度変化～MDC09：乳房疾患

凡例：■2018年度制度 ■2020年度制度 ‥‥急性期一般入院料1基準29% ━データ数

※他病院データは，株式会社メディフローラ保有の2019年4月～2020年3月の中で3カ月以上のデータがあり，詳細データのある病院を対象としている

©Mediflora2020

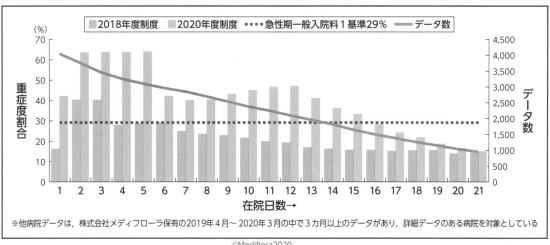

図6●在院日数別重症度割合Ⅱ×制度変化～MDC16：外傷・熱傷・中毒疾患

凡例：■2018年度制度 ■2020年度制度 ‥‥急性期一般入院料1基準29% ━データ数

※他病院データは，株式会社メディフローラ保有の2019年4月～2020年3月の中で3カ月以上のデータがあり，詳細データのある病院を対象としている

©Mediflora2020

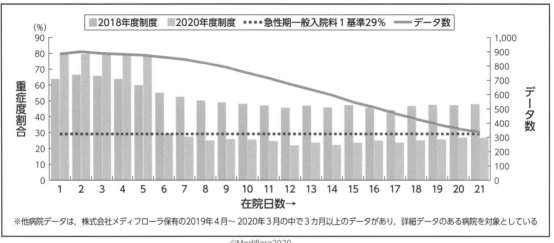

図7●在院日数別重症度割合Ⅱ×制度変化〜040081：誤嚥性肺炎

※他病院データは，株式会社メディフローラ保有の2019年4月〜2020年3月の中で3カ月以上のデータがあり，詳細データのある病院を対象としている

©Mediflora2020

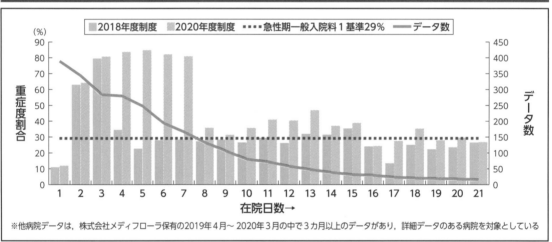

図8●在院日数別重症度割合Ⅱ×制度変化〜090010：乳房の悪性腫瘍

※他病院データは，株式会社メディフローラ保有の2019年4月〜2020年3月の中で3カ月以上のデータがあり，詳細データのある病院を対象としている

©Mediflora2020

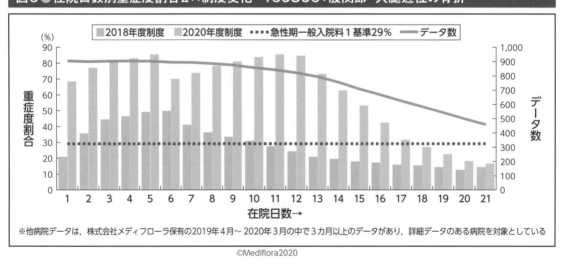

図9●在院日数別重症度割合Ⅱ×制度変化〜160800：股関節・大腿近位の骨折

※他病院データは，株式会社メディフローラ保有の2019年4月〜2020年3月の中で3カ月以上のデータがあり，詳細データのある病院を対象としている

©Mediflora2020

皆さんの病院のデータを見る場合にも,「緊急入院が多い疾患か」「術日がどうなっているのか」という実態と合わせてデータを確認することで,自院における看護必要度との関連を把握することができます。自院における疾患の重症度割合が分かるようになると,看護必要度Ⅱの重症度割合をタイムリーに算出することができなくとも現在の重症度割合をある程度想定することができます。

　第8章では,DPCデータと組み合わせた時にどのようなことが分かるか,実際のデータを用いて解説しました。第9章では,病院の経営課題の課題解決やデータ精度の向上,医療の質を考える上で活用したい看護必要度データの活用方法を解説します。

ベッドコントロールのために知っておこう！
全国的に症例数の多い疾患と平均在院日数

　DPC対象病院以外の場合はDファイルがないためDPCコードは分かりませんが，疾患の情報と在院日数は分かります。ぜひ，自院の主要疾患だけでもよいので，DPC制度の点数表と見比べて入院期間の設定を調べてみてください。目安は，全国の平均在院日数といわれている入院期間Ⅱです。

　参考までに，執筆時点で最新のDPC公開データから，全国で症例数の多い上位40のリストを2018年度データの全国平均在院日数と2020（令和2）年度の入院期間Ⅱの情報とともに**表**に示します。ただし，示している公開データは2018（平成30）年度データのため2018年度のコードとなっており，副傷病の分岐の有無など2020年の表記と異なる点がありますので，ご注意ください。

　ちなみに，一部のDPCコードは，全国の平均在院日数に比べて2020年度の入院期間Ⅱの設定が短くなっています。誤嚥性肺炎や大腿近位骨折などといった疾患であり，急性期状態を脱したら地域包括ケア病棟等の回復期病棟への転棟が検討される疾患です。

　政策的な誘導として短く設定されていると考えると，看護必要度のみならず病院収入全体を考えたベッドコントロールの大切さを考えることができる表ともいえます。

表●2018年度公開データ DPCコード症例数の多い上位40

No	DPC	DPC名	件数	平均在院日数	R2期間Ⅱ
1	020110xx97xxx0	白内障，水晶体の疾患　手術あり　片眼	271,656	2.84	3
2	060100xx01xx0x	小腸大腸の良性疾患（良性腫瘍を含む。）　内視鏡的大腸ポリープ・粘膜切除術　定義副傷病　なし	245,843	2.67	2
3	050050xx99100x	狭心症，慢性虚血性心疾患　手術なし　手術・処置等1　1あり　手術・処置等2　なし　定義副傷病　なし	171,718	3.01	3
4	050050xx02000x	狭心症，慢性虚血性心疾患　経皮的冠動脈形成術等　手術・処置等1　なし，1，2あり　手術・処置等2　なし　定義副傷病　なし	142,242	4.47	4
5	040081xx99x00x	誤嚥性肺炎　手術なし　手術・処置等2　なし　定義副傷病　なし	119,680	20.92	19
6	110310xx99xx0x	腎臓または尿路の感染症　手術なし　定義副傷病　なし	111,490	12.58	12
7	050130xx99000x	心不全　手術なし　手術・処置等1　なし　手術・処置等2　なし　定義副傷病　なし	109,757	17.66	16
8	060340xx03x00x	胆管（肝内外）結石，胆管炎　限局性腹腔膿瘍手術等　手術・処置等2　なし　定義副傷病　なし	101,803	10.08	9
9	160800xx01xxxx	股関節・大腿近位の骨折　人工骨頭挿入術　肩，股等	94,143	26.30	23
10	060160x001xxxx	鼠径ヘルニア（15歳以上）　ヘルニア手術　鼠径ヘルニア等	92,130	4.96	4
11	110080xx991x0x	前立腺の悪性腫瘍　手術なし　手術・処置等1　あり　定義副傷病　なし	90,149	2.53	2
12	050070xx01x0xx	頻脈性不整脈　経皮的カテーテル心筋焼灼術　手術・処置等2　なし	83,759	5.15	4
13	060380xxxxx0xx	ウイルス性腸炎　手術・処置等2　なし	82,019	5.42	4
14	040090xxxxxx0x	急性気管支炎，急性細気管支炎，下気道感染症（その他）　定義副傷病　なし	79,066	6.19	5
15	040040xx9910xx	肺の悪性腫瘍　手術なし　手術・処置等1　あり　手術・処置等2　なし	68,710	3.43	3
16	140010x199x00x	妊娠期間短縮，低出産体重に関連する障害（出生時体重2500ｇ以上）　手術なし　手術・処置等2　なし　定義副傷病　なし	67,315	6.17	6
17	060210xx99000x	ヘルニアの記載のない腸閉塞　手術なし　手術・処置等1　なし　手術・処置等2　なし　定義副傷病　なし	60,892	8.95	8
18	040100xxxxx00x	喘息　手術・処置等2　なし　定義副傷病　なし	56,436	6.62	6
19	110070xx0200xx	膀胱腫瘍　膀胱悪性腫瘍手術　経尿道的手術　手術・処置等1　なし　手術・処置等2　なし	56,244	7.20	7
20	040040xx97x0xx	肺の悪性腫瘍　手術あり　手術・処置等2　なし	54,894	11.87	10
21	050050xx99200x	狭心症，慢性虚血性心疾患　手術なし　手術・処置等1　2あり　手術・処置等2　なし　定義副傷病　なし	53,600	3.15	3
22	080010xxxx0xxx	膿皮症　手術・処置等1　なし	53,318	12.51	11
23	060102xx99xxxx	穿孔または膿瘍を伴わない憩室性疾患　手術なし	52,085	7.75	7
24	030250xx991xxx	睡眠時無呼吸　手術なし　手術・処置等1　あり	51,436	2.04	2
25	030400xx99xxxx	前庭機能障害　手術なし	51,419	5.10	4
26	010230xx99x00x	てんかん　手術なし　手術・処置等2　なし　定義副傷病　なし	51,007	7.28	6
27	090010xx01x0xx	乳房の悪性腫瘍　乳腺悪性腫瘍手術　乳房部切除術（腋窩部郭清を伴うもの（内視鏡下によるものを含む。））等　手術・処置等2　なし	49,463	10.59	10
28	060020xx04x0xx	胃の悪性腫瘍　内視鏡的胃，十二指腸ポリープ・粘膜切除術　手術・処置等2　なし	49,243	8.52	8
29	040070xxxxx0xx	インフルエンザ，ウイルス性肺炎　手術・処置等2　なし	48,785	6.14	5
30	040040xx99040x	肺の悪性腫瘍　手術なし　手術・処置等1　なし　手術・処置等2　4あり　定義副傷病　なし	48,755	10.00	9
31	060335xx02000x	胆嚢水腫，胆嚢炎等　腹腔鏡下胆嚢摘出術等　手術・処置等1　なし　手術・処置等2　なし　定義副傷病　なし	47,829	7.30	7
32	160760xx97xxxx	前腕の骨折　手術あり	47,577	5.68	5
33	020110xx97xxx1	白内障，水晶体の疾患　手術あり　両眼	46,802	5.39	5
34	010060x2990401	脳梗塞（脳卒中発症3日目以内，かつ，JCS10未満）　手術なし　手術・処置等1　なし　手術・処置等2　4あり　定義副傷病　なし　発症前Rankin Scale 0，1又は2	46,657	16.18	17
35	040110xxxxx0xx	間質性肺炎　手術・処置等2　なし	45,410	19.06	17
36	050210xx97000x	徐脈性不整脈　手術あり　手術・処置等1　なし，1，3あり　手術・処置等2　なし　定義副傷病　なし	43,103	11.01	10
37	110280xx99000x	慢性腎炎症候群・慢性間質性腎炎・慢性腎不全　手術なし　手術・処置等1　なし　手術・処置等2　なし　定義副傷病　なし	42,589	12.05	11
38	060130xx99000x	食道，胃，十二指腸，他腸の炎症（その他良性疾患）　手術なし　手術・処置等1　なし　手術・処置等2　なし　定義副傷病　なし	41,771	7.40	6
39	060035xx01000x	結腸（虫垂を含む。）の悪性腫瘍　結腸切除術　全切除，亜全切除又は悪性腫瘍手術等　手術・処置等1　なし　手術・処置等2　なし　定義副傷病　なし	38,727	15.30	16
40	0400801199x00x	肺炎等（1歳以上15歳未満）　手術なし　手術・処置等2　なし　定義副傷病　なし	37,784	5.71	5

©Mediflora2020　※2020年3月25日公開情報より　DPC対象病院分析

第9章

データ 活用編 看護必要度を 病院経営に生かす

point

1. 看護必要度を経営指標としよう。入院単価との具体的な関係を知る

2. 自院の経営課題を具体的に把握することで，行動変容につなげよう

3. 看護必要度は医療の質を図る指標にもなる

> なんとなく看護必要度データが蓄積されていくだけ ではもったいない。ぜひ病院経営に生かしましょう。 看護必要度Ⅱは重症度割合をタイムリーに算出しに くくなりましたが，タイムリーに算出できなくとも安 心して看護必要度Ⅱに移行するために，入院単価等 の重症度割合以外の数値を把握する工夫について お伝えします。

看護必要度データを病院経営に活用しよう

　本章では，第5章でデータ分析の目的の一つに挙げていた「経営戦略に生かす」 ことを目的とした，看護必要度データを用いたさまざまなシミュレーションを解 説します。まずは，経営戦略という意味における看護必要度の活用方法を具体的 に以下にまとめました。

【看護必要度データにおける経営戦略活用方法】

①**病院収入と看護必要度の関係性を知り，経営指標とする**

・特に看護必要度Ⅱの重症度割合はリアルタイムで把握が難しいので，入 院単価という重症度割合と関係性の強い指標を押さえるとよい

②**重症度割合等，看護必要度分析から自院の課題を把握する**

・自院の目指すべき施設基準を安定的にクリアするための目標値をシミュ レーションする

・地域連携，入退院支援，ベッドコントロールへの活用のために重症度割

合を知る

- 目指すべき施設基準のクリアが困難である場合，中長期的な病棟再編または病床ダウンサイジングのシミュレーションを行う
- 制度変化に伴うシミュレーションを行い，変化に対応するための方法を探る

③診療報酬上のケアの加算データと組み合わせることで，医療の質や看護必要度のデータ精度を測るためのツールとする（主にB項目）

- 認知症ケア加算，せん妄ハイリスク患者ケア加算算定患者とB項目の認知症2項目の評価を比較する
- 摂食機能療法の実施と関係あるB項目の評価項目を比較する
- リハビリ実施状況とB項目の点数を比較する
- 参考：疾患別A〜C項目「あり」割合

④（副次的な効果として）看護必要度を病院経営に活用できることを示すことで，病院経営者の興味を引き，実際に評価している看護師等を巻き込むための手段とする

- 経営会議で示す資料を工夫し，評価者である病棟看護師等に定期的に分析資料を示すことで，看護必要度に対する重要性を病院全体で共有する

　経営戦略は人が動き，結果としてお金が伴うものでなければなりません。つまり，経営戦略に看護必要度データを用いた分析は，人が具体的に「なぜ動かなければならないか」「どう動けばよいか」が分かり，そして人が「動きたくなる」ような分析内容であることが大切です。上記の①と②は，人が「なぜ動かなければならないか」の理由を探るとともに「どう動けばよいか」の必要性を示し，③と④で人が「動きたくなる」ような内容を示す意味が強いものになります。この「動く理由と動き方」と「動く源」は，片方だけでは不十分だと考えています。

　それでは，上記の「看護必要度データにおける経営戦略活用方法」に則り，本章でも，弊社保有のデータ（他病院比較や病院事例では特定を避けるため分析結果に影響を及ぼさない程度に加工してあります）を用いて解説します。

病院収入と看護必要度の関係性を知り，経営指標とする

　各項目の特徴や基準別の特徴で示していたとおり，2020（令和2）年度診療

報酬改定における看護必要度は入院単価との関係性が強いといえます。**表1**は，重症基準別の入院単価と他基準との関係性をまとめたものです。

3つの「A2点B3点以上」「A3点以上」「C1点以上」が「あり」となる場合は，それぞれ「なし」となる場合に比べて顕著に入院単価（ICU/HCU等を除いた一般病棟のみを対象として計算）が高いことが分かります。また，「A2点B3点以上」＜「A3点以上」＜「C1点以上」の順に「あり」の入院単価は高くなっています。これは，入院単価にあまり影響を受けないB項目が含まれる「A2点B3点以上」の入院単価が最も低く，出来高点数が大きい手術項目を含む「C1点以上」の入院単価が最も高くなっていることが数値に表れています。

入院単価別に重症度割合を示したのが**図1**です。参考までに，2018（平成30）年度の基準における重症度割合を入れて比較しています。単価ごとの分析

表1●重症基準別入院単価と他基準との関係性

A2点B3点以上	1日入院単価	2020年度看護必要度Ⅱ	A2B3点以上			A3点以上	C1点以上
			計	A2点以上	B3点以上		
あり	83,506	100.0%	100.0%	100.0%	100.0%	56.0%	17.0%
なし	44,767	18.2%	0.0%	14.7%	48.0%	6.4%	13.2%

A3点以上	1日入院単価	2020年度看護必要度Ⅱ	A2B3点以上			A3点以上	C1点以上
			計	A2点以上	B3点以上		
あり	88,134	100.0%	74.0%	100.0%	74.0%	100.0%	19.6%
なし	46,558	24.2%	13.3%	21.0%	58.6%	0.0%	12.9%

C1点以上	1日入院単価	2020年度看護必要度Ⅱ	A2B3点以上			A3点以上	C1点以上
			計	A2点以上	B3点以上		
あり	132,433	100.0%	29.5%	44.3%	57.4%	25.8%	100.0%
なし	41,445	28.2%	23.8%	34.3%	62.1%	17.5%	0.0%

※他病院データは，株式会社メディフローラ保有の2019年4月～2020年3月の中で3カ月以上のデータがあり，詳細データのある病院を対象としている
©Mediflora2020

図1●入院単価×重症度割合Ⅱ制度比較

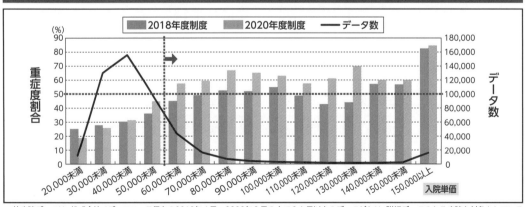

※他病院データは，株式会社メディフローラ保有の2019年4月～2020年3月の中で3カ月以上のデータがあり，詳細データのある病院を対象としている
©Mediflora2020

は，収入構造を知るために外来単価の分析等で見たことがあるかもしれません。病院の機能（救急搬送等の緊急入院の受け入れ状況等）や疾患構成（看護必要度として「あり」となる手術をどの程度実施しているかどうか）により単価構成は異なりますが，単価ごとの看護必要度を知ることで，自院の入院単価構成と比べた場合に重症度割合を推測することができます。

　図1から，入院単価が6万円を超えると2020年度の新基準における重症度割合は50％を超えることが分かります。

　さらに，図1の入院単価ごとの分析を詳細に示したものが表2です。2020年度の基準と2018年度の基準とを比べると，2020年度の方が重症度割合が高くなるにつれ入院単価が高くなる関係性は，より強くなっているようです。

　さらに，表2をグラフで表したものを図2に示します。3つの基準の中でも特に顕著に入院単価が高くなるのは，「C1点以上」ということが分かります。

　3つの基準別ですと，A項目とB項目のそれぞれが入院単価に与える影響が見えにくいため，図3はA，B，C項目それぞれの合計得点と入院単価との関係性を示しています。2020年度の基準で重症度割合50％を超える入院単価6万円前後のデータを見てみると，A得点とC得点は合計点数が高くなると入院単価は高くなっていますが，B得点は合計点数の影響をあまり受けていないことが読み取れます。

　図4は病院ごと（急性期一般入院料1）の重症度割合と入院単価との関係性を表したものです。全数調査ではないため，近似値は参考までにご覧ください。

表2●入院単価×重症度割合Ⅱ制度比較の詳細

単価分類	2020年度看護必要度Ⅱ				2018年度看護必要度Ⅱ				
	重症度割合	A2B3点以上	A3点以上	C1点以上	重症度割合	A2B3点以上	A3点以上	C1点以上	A1B3点以上+認知症
～20,000未満	18.7%	14.1%	6.8%	4.8%	24.7%	11.9%	4.0%	1.4%	19.3%
～30,000未満	25.4%	14.5%	8.7%	9.8%	28.0%	14.4%	8.3%	2.6%	17.7%
～40,000未満	31.0%	18.1%	11.3%	13.1%	30.3%	15.8%	9.2%	5.0%	17.7%
～50,000未満	45.0%	29.5%	22.9%	14.9%	36.2%	19.6%	12.2%	6.7%	19.6%
～60,000未満	57.4%	43.9%	38.9%	10.6%	45.0%	27.3%	17.0%	4.9%	25.4%
～70,000未満	59.6%	47.2%	44.4%	9.0%	49.2%	32.5%	24.3%	4.4%	26.1%
～80,000未満	66.9%	44.8%	45.8%	16.7%	52.1%	35.9%	31.1%	5.6%	21.1%
～90,000未満	65.2%	38.4%	44.3%	18.9%	52.0%	33.3%	34.7%	6.2%	18.4%
～100,000未満	63.1%	41.2%	44.3%	16.7%	54.6%	35.6%	33.7%	7.9%	19.5%
～110,000未満	57.6%	38.4%	41.8%	16.1%	49.3%	33.2%	31.7%	7.8%	17.3%
～120,000未満	60.6%	32.4%	35.7%	26.1%	43.0%	29.7%	30.1%	7.1%	13.2%
～130,000未満	69.7%	31.2%	34.1%	38.2%	44.4%	29.0%	27.7%	10.1%	10.3%
～140,000未満	59.8%	35.5%	38.0%	26.3%	56.8%	33.3%	34.0%	20.3%	13.5%
～150,000未満	60.1%	37.3%	39.6%	26.3%	56.8%	34.6%	34.6%	21.0%	13.5%
150,000以上～	84.5%	54.1%	43.6%	71.8%	82.2%	51.2%	35.3%	70.2%	10.5%

※他病院データは，株式会社メディフローラ保有の2019年4月～2020年3月の中で3カ月以上のデータがあり，詳細データのある病院を対象としている

©Mediflora2020

図2●入院単価×重症度割合Ⅱ重症基準別

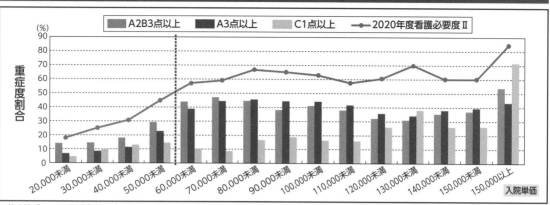

※他病院データは，株式会社メディフローラ保有の2019年4月〜2020年3月の中で3カ月以上のデータがあり，詳細データのある病院を対象としている
©Mediflora2020

図3●入院単価別合計点

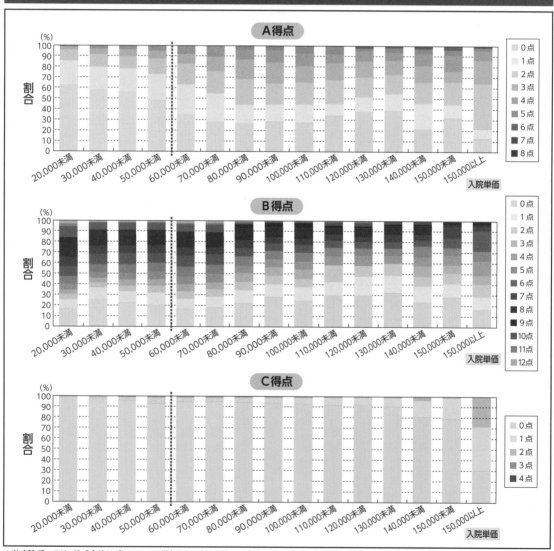

※他病院データは，株式会社メディフローラ保有の2019年4月〜2020年3月の中で3カ月以上のデータがあり，詳細データのある病院を対象としている
©Mediflora2020

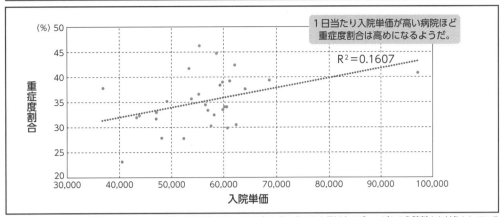

図4●病院間比較重症度割合Ⅱ×1日当たり入院単価

1日当たり入院単価が高い病院ほど
重症度割合は高めになるようだ。

$R^2 = 0.1607$

※他病院データは, 株式会社メディフローラ保有の2019年4月～2020年3月の中で3カ月以上のデータがある**入院料1**を対象としている
※N数が十分とは言えないため, 近似直線は参考まで

©Mediflora2020

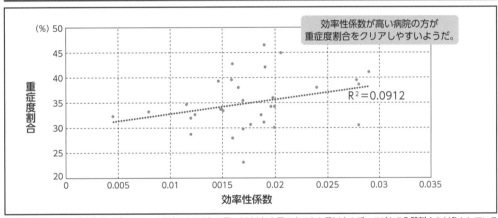

図5●病院間比較重症度割合Ⅱ×効率性係数

効率性係数が高い病院の方が
重症度割合をクリアしやすいようだ。

$R^2 = 0.0912$

※他病院データは, 株式会社メディフローラ保有の2019年4月～2020年3月の中で3カ月以上のデータがある**入院料1**を対象としている
※N数が十分とは言えないため, 近似直線は参考まで

©Mediflora2020

一つひとつの点が一つの病院を表しており, 縦軸に重症度割合, 横軸に1日当たりの入院単価です。先ほど6万円を超えると半数が重症度「あり」となっていましたが, 病院間の比較でも6万円付近を超えると重症度割合は基準値である29％を超えています。入院単価が高い方が重症度基準はクリアしやすいようです。

入院単価の仕組みを考えると, DPC対象病院で重要になる要素として第1章で解説した「効率性係数」が挙げられます。これは先述したとおり, 在院日数の適正化を表す指標であり, 在院日数の適正化がされていると効率性係数は高くなり, それに連動して入院単価も高くなります。この効率性係数（2020年度の数値）と重症度割合との関係性を分析した結果が, **図5**です。**図4**の1日当たり入院単価との関係性よりも近似値の傾斜は緩やかですが, 効率性係数が高い方が重症度割合はクリアしやすく, 高くなりやすいようです。

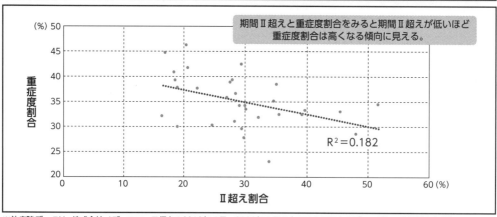

図6●病院間比較重症度割合Ⅱ×期間Ⅱ超え

期間Ⅱ超えと重症度割合をみると期間Ⅱ超えが低いほど
重症度割合は高くなる傾向に見える。

縦軸：重症度割合（%）　横軸：Ⅱ超え割合（%）

$R^2 = 0.182$

※他病院データは，株式会社メディフローラ保有の2019年4月～2020年3月の中で3カ月以上のデータがある<u>入院料1</u>を対象としている
※N数が十分とは言えないため，近似直線は参考まで

©Mediflora2020

　入院単価は在院日数の適正化が重要だと述べましたが，在院日数の適正化を見るためには全国の平均在院日数といわれるDPC入院期間Ⅱ超えの視点も忘れてはなりません。**図6**に重症度割合と入院期間Ⅱ超えの割合との関係性を示しています。入院期間Ⅱ超えの割合が低い病院の方が重症度割合は高くなる傾向にあるようです。

　手術実施が多く入院単価が低くなかったとしても，看護必要度のC項目に含まれないマイナー診療科の手術（眼科等）が多い場合には，重症度割合が高くならないというケースもあります。しかし，多くの急性期一般入院料1の場合には，入院単価が6万円を超えると重症度割合は施設基準を安定的にクリアしています。この「入院単価6万円」という数値は，2025（令和7）年の地域包括ケアシステムの確立に向けて急性期一般入院料1を維持するための基準になるのではないかという意見を，病院経営コンサルタントがたびたびメディアで発言しています。読者の皆さんも一度は聞いたことはあるのではないかと思いますが，看護必要度の特徴を考えてもそのとおりではないかと考えます。

　病院の疾患構成により入院単価は多少前後しますが，看護必要度Ⅱが主要となりタイムリーな重症度割合の算出ができにくくなりますので，自院の入院単価と重症度割合を把握し，入院単価が下がった場合には重症度割合が影響する関係であることを考慮の上，入院単価とともに重症度割合も経営指標として数値を追っていきましょう。

重症度割合等，看護必要度分析から 自院の課題を把握する

　医療の進化とともに少子高齢化は止まることを知らず，急性期病棟の病床稼働率は全国的に厳しい傾向が続いています。最近では，新型コロナウイルス（COVID-19）の影響もあり，手術件数や緊急入院件数，またはA項目に含まれる抗がん剤使用などの看護必要度で定義する重症な症例が少なくなったことにより重症度割合の基準がギリギリである，またはクリアが難しいために何とか対策を取らなければならない病院（特に急性期一般入院料1）が出ています。今は大丈夫でも，継続して一般病棟における手術件数や救急搬送等の緊急入院件数を維持・向上させていかなければならず，将来的な重症度割合の基準をクリアできるかが不安である病院も少なくありません。不安を解消するためには，自院の課題から目指すべき数値を明らかにすることが先決です。

　それでは，冒頭に述べた課題について具体的な数値を計算してみましょう（診療報酬改定における看護必要度の変更については第1章，2章で示したとおり，その方向性を知った上でシミュレーションを行いましょう）。

❶自院の目指すべき施設基準を安定的にクリアするための 目標値をシミュレーションするとは？

　2020年度診療報酬改定における看護必要度変更で評価が上がったA項目の救急搬送等の緊急入院件数とC項目の手術件数が，重症度割合で重要な意味を持つようになりました。読者の皆さんの病院では年間目標として，救急搬送受け入れ件数や手術件数を掲げていると思いますが，その数値はどのような根拠から算出していますか？　看護必要度データを用いることで，看護必要度の重症度割合を安定的にクリアするために，過去のデータからその基準となる数値を計算することができます。

　急性期一般入院料1と地域包括ケア病棟等の回復期病棟を有し，看護必要度データ数が同程度であるが重症度割合の異なる2病院について，年間の入院患者におけるA項目の救急搬送等の緊急入院件数とC項目の手術件数の実績を目標値としやすいように1カ月当たり・1週間当たり・1日当たりに算出したものを**表3**に示しています。

　X病院は重症度の施設基準を十分にクリアしていますが，Y病院は施設基準の

141

表3●病院比較重症度重点項目別入院患者実績

【X病院】重症度割合44%

看護必要度Ⅱ重点項目		2019年度　入院患者数		
		1カ月当たり	1週間当たり	1日当たり
A項目	緊急に入院を必要とする状態	72.0	18.0	2.6
C項目 ※他と被っている 可能性有り	開腹手術	5.0	1.3	0.2
	骨の手術	30.0	7.5	1.1
	胸腔鏡・腹腔鏡手術	12.0	3.0	0.4
	全身麻酔・脊椎麻酔	66.0	16.5	2.4
	救命等に係る内科的治療	3.0	0.8	0.1
	別に定める検査	0.1	0.0	0.0
	別に定める手術	13.0	3.3	0.5
総計		201.0	50.3	7.2

【Y病院】重症度割合31%

看護必要度Ⅱ重点項目		2019年度　入院患者数		
		1カ月当たり	1週間当たり	1日当たり
A項目	緊急に入院を必要とする状態	69.0	17.3	2.5
C項目 ※他と被っている 可能性有り	骨の手術	7.0	1.8	0.3
	全身麻酔・脊椎麻酔	23.0	5.8	0.8
	救命等に係る内科的治療	0.1	0.0	0.0
	その他の2万点以上手術	2.0	0.5	0.1
総計		100.0	25.0	3.6

※他病院データは，株式会社メディフローラ保有の2019年4月～2020年3月の中で3カ月以上のデータがある**入院料1**を対象としている
※各病院で実績のない他C項目は表記していない

©Mediflora2020

クリアがギリギリの状態です。特にY病院のように施設基準をギリギリでクリアしている病院は，看護必要度Ⅱに移行し評価がリアルタイムに行えなかったとしても，先述した入院単価の指標とともに**表3**の入院患者の目安から重症度割合を想定することが可能です。このような分析方法であれば，自院の疾患構成や在院日数のコントロール状況を踏まえてシミュレーションを行うことができます。

❷地域連携，入退院支援，ベッドコントロールへの活用のために重症度割合を知る

次に，「地域連携，入退院支援，ベッドコントロールへの活用のために重症度割合を知る」という観点から，**表4**にベッドコントロールに課題を抱える複数病院から作成したデータをZ病院とし，その他の複数の病院のデータを他病院とし，比較したものを示しています。

Z病院の看護必要度の重症度割合における主要疾患は，呼吸器疾患と外傷疾患（整形）です。他病院と比べると，呼吸器疾患はやや低い程度なのに，外傷疾患の割合が低い特徴があり，病院全体としての重症度割合が約32%と高くないことが悩みの種です。

142

【ベッドコントロールに課題のあるＺ病院例】

主要診断群（MDC）		データ割合	看護必要度Ⅱ	A2点B3点以上	A3点以上	C1点以上
01	神経系疾患	9.5%	20.3%	16.5%	10.3%	2.2%
02	眼科疾患	0.6%	13.6%	6.4%	8.9%	0.4%
03	耳鼻科系疾患	2.9%	45.6%	8.0%	8.8%	39.6%
04	呼吸器系疾患	18.4%	37.7%	34.7%	20.6%	1.5%
05	循環器系疾患	5.6%	37.7%	22.8%	17.2%	19.3%
06	消化器系疾患	12.5%	37.4%	26.0%	16.6%	16.1%
07	筋骨格系疾患	7.8%	29.3%	9.4%	4.0%	25.1%
08	皮膚疾患	1.2%	18.2%	16.0%	9.0%	2.9%
09	乳房疾患	0.6%	53.7%	30.0%	19.1%	30.4%
10	内分泌・代謝疾患	6.1%	18.2%	14.0%	8.1%	4.0%
11	腎・尿路系疾患	8.0%	34.4%	23.9%	14.0%	13.0%
12	女性生殖器系疾患	1.3%	42.6%	14.6%	2.8%	37.8%
13	血液疾患	7.5%	50.9%	46.5%	37.7%	1.9%
14	新生児疾患	0.0%	25.0%	12.5%	0.0%	25.0%
15	小児疾患	0.0%	0.0%	0.0%	0.0%	0.0%
16	外傷・熱傷・中毒	15.9%	29.8%	13.1%	6.8%	22.9%
17	精神疾患	0.0%	83.3%	83.3%	0.0%	0.0%
18	その他	2.2%	46.6%	41.5%	25.2%	6.3%

【他病院】

主要診断群（MDC）		看護必要度Ⅱ	A2点B3点以上	A3点以上	C1点以上
01	神経系疾患	33.6%	26.6%	21.2%	5.8%
02	眼科疾患	3.9%	2.3%	1.1%	1.5%
03	耳鼻科系疾患	29.3%	15.4%	14.0%	8.0%
04	呼吸器系疾患	38.5%	33.6%	22.7%	1.2%
05	循環器系疾患	47.1%	32.4%	27.1%	13.7%
06	消化器系疾患	39.7%	20.7%	21.5%	19.4%
07	筋骨格系疾患	43.8%	17.6%	10.2%	35.0%
08	皮膚疾患	18.1%	15.7%	6.6%	2.0%
09	乳房疾患	53.5%	19.8%	18.2%	40.8%
10	内分泌・代謝疾患	20.2%	17.2%	9.4%	2.7%
11	腎・尿路系疾患	32.7%	18.6%	11.3%	14.6%
12	女性生殖器系疾患	58.7%	17.6%	14.5%	50.0%
13	血液疾患	48.0%	33.1%	37.8%	2.9%
14	新生児疾患	41.0%	16.0%	8.6%	34.0%
15	小児疾患	24.4%	24.4%	8.9%	0.0%
16	外傷・熱傷・中毒	40.6%	20.4%	9.4%	25.7%
17	精神疾患	31.3%	20.6%	20.6%	0.0%
18	その他	43.3%	38.6%	25.9%	5.5%

※他病院データは，株式会社メディフローラ保有の2019年４月〜2020年３月の中で３カ月以上のデータがある**入院料１**を対象としている

©Mediflora2020

　通常，整形外科系の疾患で急性期病床に入院する症例は手術症例が多いのですが，**表4**のＺ病院は他病院と比べて「C1点以上」の割合が若干低くなっています。その理由として，2020年度の基準になり骨の手術の評価日数が倍以上（５日間→11日間）になった影響で，全国的に外傷疾患の重症度割合は30％をゆうに超えている病院が多くなっていますが，Ｚ病院の場合は①手術を実施している症例が少ない，②在院日数が長く重症度割合が上がらない，という２点が考えられます。

　表5はＺ病院における疾患コード別の看護必要度データ数が多い順に上位15位まで示したものです。その中には，外傷疾患で重症度割合が非常に低い疾患である「胸椎，腰椎以下骨折損傷（いわゆる圧迫骨折）」と「骨盤損傷」が２つ含まれています。これらは，基本的に手術は行われず，保存的な治療がメインとなります。入院単価も低く地域包括ケア病棟等の回復期病棟を有する病院では回復期病棟に直接入院することも多くなっています。

　このＺ病院はいずれも回復期病棟を有するのですが，積極的な直接入院を行っていません。そのため，他病院の傾向と異なることが数値でも表れています。

　疾患コード別にみると，「２型糖尿病」についても同じことがいえます。つまり，このＺ病院では先に述べた理由のうち「①手術を実施している症例が少ない」ことが重症度割合の上がらない要因となっていました。

表5●Z病院疾患コード別看護必要度データ数が多い順〔上位15位〕

No	疾患コード（MDC6）		1日入院単価	看護必要度Ⅱ	A2点B3点以上	A3点以上	C1点以上
1	040081	誤嚥性肺炎	42,020	40.1%	39.4%	21.8%	1.0%
2	040080	肺炎等	37,728	39.6%	38.3%	23.0%	0.0%
3	160800	股関節・大腿近位の骨折	64,045	48.6%	20.3%	9.4%	39.9%
4	130030	非ホジキンリンパ腫	73,184	49.3%	44.8%	40.9%	0.8%
5	010060	脳梗塞	39,620	27.6%	22.2%	17.2%	1.4%
6	110280	慢性腎炎症候群・慢性間質性腎炎・慢性腎不全	43,456	27.7%	22.6%	10.7%	4.7%
7	160690	胸椎，腰椎以下骨折損傷（胸・腰髄損傷を含む。）	27,641	4.3%	3.6%	1.1%	1.0%
8	110310	腎臓または尿路の感染症	37,388	38.3%	35.2%	17.7%	5.0%
9	180010	敗血症	47,664	48.6%	45.2%	27.4%	4.7%
10	040040	肺の悪性腫瘍	56,932	31.9%	23.7%	13.8%	5.2%
11	050130	心不全	39,815	35.0%	30.4%	20.0%	3.2%
12	100070	2型糖尿病（糖尿病性ケトアシドーシスを除く。）	32,902	2.0%	1.6%	0.0%	0.8%
13	160610	四肢筋腱損傷	53,819	23.3%	7.9%	2.2%	20.3%
14	160980	骨盤損傷	33,090	6.6%	6.6%	1.2%	0.2%
15	070343	脊柱管狭窄（脊椎症を含む。） 腰部骨盤，不安定椎	67,024	40.3%	9.0%	3.6%	39.0%

※他病院データは，株式会社メディフローラ保有の2019年4月〜2020年3月の中で3カ月以上のデータがある入院料1を対象としている
©Mediflora2020

　このように，看護必要度データのボリュームが病院全体の重症度割合に影響を与えることから，重症度割合が思ったように上がらない課題がある場合には，「データ数が多く重症度割合の低すぎる疾患」がないかどうかを明らかにしましょう。

　もし，看護必要度データ数が多く重症度割合の低いことが明らかになった場合は，自院に回復期病棟等があれば回復期病棟の転棟タイミングに課題がないかどうか，回復期病棟等がなければ急性期状態を脱したら直ちに在宅や施設，または他病院の回復期病棟等への転院を早期に行えるような地域連携の方法を探る必要があります。

　Z病院のケースで，課題である「胸椎，腰椎以下骨折損傷（いわゆる圧迫骨折）」と「骨盤損傷」の症例を除いた場合をシミュレーションしたものが**表6**です。**表6**のとおり，該当症例を一般病棟から除外すると一般病棟の重症度割合が上がるだけではなく，入院単価も高くなります。Z病院では回復期病棟である地域包

表6●Z病院疾患コード別看護必要度　MDC16：外傷・熱傷・中毒シミュレーション

外傷疾患	1日入院単価	看護必要度Ⅱ	A2点B3点以上	A3点以上	C1点以上
集計	50,258	29.8%	13.1%	6.8%	22.9%

外傷疾患（圧迫骨折＋骨盤損傷除外）	1日入院単価	看護必要度Ⅱ	A2点B3点以上	A3点以上	C1点以上
集計	55,949	36.6%	15.4%	8.3%	29.1%

※他病院データは，株式会社メディフローラ保有の2019年4月〜2020年3月の中で3カ月以上のデータがある入院料1を対象としている
©Mediflora2020

括ケア病棟を有していますので，除外した全症例について地域包括ケア病棟に入院をさせた場合を計算（除外データについて日割り計算をした）すると，単純計算で1日当たり2症例を地域包括ケア病棟に入院させることができれば，重症度割合が高くなることが分かりました。

このZ病院の地域包括ケア病棟の稼働状況を考えると，1日2床空いている日も少なくないため，すべての症例ではなくてもできる限り該当症例を地域包括ケア病棟に直接入院させることで，一般病棟の重症度割合が上がることが可能です。そうなると，一般病棟の入院単価よりも地域包括ケア病棟に直接入院した方が入院単価も上がり，在宅等への退院を目指す回復期病棟という特性からも退院に向けた働きかけもしやすくなるために，病院収入としても患者サービスとしても好循環が生まれることが想定できます。

このように，自院の入退院コントロールで実現可能な疾患は何かを考えることで，より現実的な数値を算出することが可能です。事例のZ病院は転棟に関する課題でしたが，読者の皆さんの病院では，ベッドコントロール対策のみではなく，急性期病院としての集患対策についても同様に対策を行っていきましょう。

❸目指すべき施設基準のクリアが困難である場合，中長期的な病棟再編または病床ダウンサイジングのシミュレーションを行う

中長期的な病棟再編や病床ダウンサイジングを検討する場合においては，看護必要度のみの観点ではなく，**表7**についても考える必要があります。

ここでは，看護必要度データから考えた病床再編等の可能性について，考えていきましょう。

重症度割合と稼働状況に課題を抱えるα病院を紹介しながら解説します。

【α病院の背景】

- 許可病床数220床：135床の急性期一般入院料1＋35床の地域包括ケア病棟＋50床の回復期リハビリテーション病棟
- 看護必要度Ⅱ：32.0%（月別に見ると29%を下回る月も）
- 一般病棟の稼働率：78.6%
- 地域包括ケア病棟の稼働率：70.0%
- 回復期リハビリテーション病棟の稼働率：80.0%
- 効率性係数が非常に低く，効率性係数の偏差値は40台

- 年々稼働率が下がってきており，経営陣より「稼働が下がると困るので在院日数でどうにかしてほしい」という指示あり
- 事務長は「地域における急性期のニーズが下がってきていると感じている。200床以上の病院としてプライドを持ち継続していきたいが，中長期的にはダウンサイジングも致し方ない」と考えている

　まず，α病院の課題である在院日数のコントロールが解決すると（入院期間Ⅱ超え症例が退院すると），病院全体としてどのくらいの効果があるか計算したものを**表8**に示します。現実的にすべての入院期間Ⅱ超えの症例を退院させることは難しいのですが，入院期間Ⅱを超えた症例が退院した場合の影響の大きさは分かります。

　それでは，入院期間Ⅱを超えた症例を一般病棟から地域包括ケア病棟に転棟することを想定した場合，どの程度の病床数が必要になるかを，実際の看護必要度データ数から計算したシミュレーションが**表9**です。

表7●病床機能の再編を検討すべき症状及び対応の整理

	症状	改善の視点	改善後の検討事項
1	• 急性期病床における平均在院日数が長い（DPC病院の場合は，入院期間Ⅱ超えの割合が3割を大きく超えている効率性係数が低い） • 急性期病床の入院単価がなかなか上がらない • 入退院支援が機能しておらず，退院可能な患者が退院していない	病床機能に応じた患者を入退院させているか？	症状「3」になっていないか？
2	• 急性期病床の2020年度の新基準における看護必要度の重症度割合がピンチ！	救急搬送等の救急入院症例及び手術症例が少なくないか？（症状1と同じ視点も）	
3	• 急性期病床が埋まらない！ • 回復期病棟が足りない！　常に稼働率100％を超えており，回復期病棟待ちの患者がいっぱい！	自院の実績と地域ニーズに基づいた機能別病床数の検討はしているか？	症状「4」になっていないか？
4	• 自院に求められているものが何か考えたことがない • 地域における医療機関等の情報収集が適切ではない • 自院の病床再編が地域での新たな火種になりそう	地域医療機関等との連携をどのように図っているか？	地域事情を考慮した，具体的な病床再編の検討をする！

©Mediflora2020

表8●α病院期間Ⅱ超え症例が退院した場合

入院期間別	1日入院単価	看護必要度Ⅱ
期間Ⅰ	65,907	58.5%
期間Ⅱ	39,097	18.2%
期間Ⅲ	31,586	11.6%
Ⅲ超え	30,539	20.9%
出来高	38,334	15.4%
総計	46,976	32.0%

入院期間別	1日入院単価	看護必要度Ⅱ
期間Ⅰ	65,907	58.5%
期間Ⅱ	39,097	18.2%
期間Ⅲ	—	—
Ⅲ超え	—	—
出来高	38,334	15.4%
総計	54,282	41.0%

※他病院データは，株式会社メディフローラ保有の2019年4月〜2020年3月の中で3カ月以上のデータがある**入院料1**を対象としている
©Mediflora2020

表9●α病院病床数シミュレーション

入院期間別	看護必要度Ⅱデータ数（年間）		
	現状	シミュレーション：一般病棟	シミュレーション：地域包括ケア病棟
期間Ⅰ	14,576	14,576	—
期間Ⅱ	11,107	11,107	—
期間Ⅲ	10,790	—	10,790
Ⅲ超え	1,754	—	1,754
出来高	495	495	—
総計	38,722	26,178	12,544
必要病床数	106.1	71.7	34.4

※他病院データは，株式会社メディフローラ保有の2019年4月〜2020年3月の中で3カ月以上のデータがある**入院料1**を対象としている
©Mediflora2020

　現状の稼働が年間106.1床使用しており，入院期間Ⅱ超え症例をすべて一般病棟から除外すると必要な一般病床は71.7床となり，地域包括ケア病棟に必要なベッドは34.4床が必要となります。これは単純計算によるシミュレーションですので，例えば入院期間Ⅱ超え症例の5割を動かした場合というケースでも可能です。α病院の課題として，一般病棟の稼働よりも低い稼働の地域包括ケア病棟を考慮すると，一般病棟の病床を縮小して，地域包括ケア病棟の病床を拡大するとともに，病院全体の病床数をダウンサイジングすることが検討できる数値が算出されています。

　200床未満となれば，実績値に応じて地域包括ケア病棟入院料の最も高い入院料1の算定を目指して入院収入をアップさせることも可能です。年間の稼働状況の変動も考慮する必要はありますが，施設基準となる重症度割合がクリアできないことによる病院全体の収入減の影響を考慮の上，実際の自院の実績から現実的な計算を行う視点は重要だと考えます。

加算データとの組み合わせで，医療の質や看護必要度のデータ精度を測るためのツールにする

　看護必要度のB項目の中には，ケアに関連する各種加算との関係性が深い項目があります。まずは，2018年度の基準として注目されたB項目14番，15番目にある「診療・療養上の意思が通じる」「危険行動」に関係する項目について見ていきましょう。

　一方，認知症に関するケアの加算には，「認知症ケア加算」や2020年度診療報酬改定で新設された「せん妄ハイリスク患者ケア加算」があります（加算に関する詳細はコラム「押さえておきたい認知症関連項目」をご覧ください〈P.62〉）。**表10**に「認知症ケア加算」算定患者との関係性についてある病院の事例を示しています。

　B項目の「診療・療養上の指示が通じる」と「危険行動」がありとなる場合について認知症ケア加算の有無に分けて見てみると，認知症ケア加算「あり」の方がいずれの項目も割合が高いことが分かります。この病院では，12月にB項目の合計点数が他の月に比べて低くなった（特に認知症の2項目について）ため，認知症ケア加算の算定状況と比較をした背景があります。

　表10のとおり，11月までは認知症ケア加算の「あり」の症例に占めるB項目の2項目が「あり」となる割合が安定していましたが，12月に著しく低くなっていることが分かります。この理由として，①認知症ケア加算の算定対象が誤っていた，②B項目の評価体制にミスがあった，という2点が考えられます。この病院の場合は②B項目の評価体制に課題があることが分かりました。

年月	B項目：診療・療養上の指示が通じる「あり」割合		B項目：危険行動「あり」割合	
	認知症ケア加算あり	認知症ケア加算なし	認知症ケア加算あり	認知症ケア加算なし
201908	8.8%	70.3%	7.8%	60.3%
201909	8.4%	70.1%	5.2%	57.2%
201910	3.2%	76.9%	2.1%	55.7%
201911	6.5%	80.5%	3.8%	53.0%
201912	5.0%	55.5%	3.2%	34.7%

表10●ある病院（急性期一般入院料1）のB項目×認知症ケア加算

※他病院データは，株式会社メディフローラ保有の2019年4月〜2020年3月の中で3カ月以上のデータがある入院料1を対象としている

©Mediflora2020

認知症ケア加算は，当然のことながら認知症の患者を正しくスクリーニングすることがケアの質の向上につながります。正しく患者の状態を把握しているという意味においては，看護必要度のB項目の評価も大切です。自院の患者像を想定しながら認知症ケア加算とB項目の関係性を追うことにより，看護必要度データはもちろんケアとしての質向上につながります。

　B項目との関係性が深いケアの加算には，B項目の「口腔清潔」，「食事介助」に関わる摂食機能療法があります。**図7**に，急性期一般入院料1のA病院について，摂食機能療法を算定していたデータのうち，摂食機能療法に関係すると考えられる看護必要度B項目の詳細項目との関係性を示しています。

　A病院では，摂食機能療法を実施した症例はB項目「口腔清潔」と「食事介助」を実施している症例が多くなっています。食事介助は場合により「介助なし」となるケースも考えられますが，口腔清潔については摂食機能療法を行っていれば基本的にすべて「あり」となるはずです。摂食機能療法との関係性は認知症ケア加算と同様，B項目のデータ精度の確認はもちろん，摂食機能療法という病院収入に関係する加算算定の可能性についても考える材料になります。

　次に，リハビリテーションの単位数とB項目の合計点数（ADLの状態と考える）との関係性を見てみましょう。**表11**に，急性期一般入院料1と回復期リハビリテーション病棟を持つβ病院とγ病院におけるB項目の合計得点と，リハビリ実施率及びリハビリ1日当たり単位数を見ています。2病院とも，B項目の得点が高い患者ほどリハビリが実施されていることが分かりますが，β病院では患者1人1日当たりの単位数はB項目の合計点数に関係なく平均的に行われているようです。

　B項目の得点は，退院後の生活という観点からも重要な日常生活動作を表す数

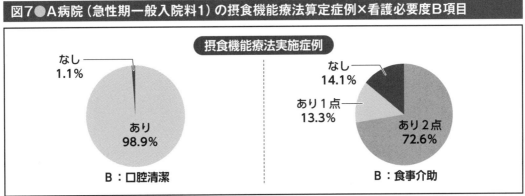

図7●A病院（急性期一般入院料1）の摂食機能療法算定症例×看護必要度B項目

摂食機能療法実施症例

なし
1.1%

あり
98.9%

B：口腔清潔

なし
14.1%

あり1点
13.3%

あり2点
72.6%

B：食事介助

※他病院データは，株式会社メディフローラ保有の2019年4月〜2020年3月の中で3カ月以上のデータがある入院料1を対象としている

©Mediflora2020

表11●病院比較B項目の合計点数と疾患別単位数

B項目	β病院 スタッフ1人当たり平均14単位		γ病院 スタッフ1人当たり平均18単位	
	リハビリ実施率	1日当たり単位数	リハビリ実施率	1日当たり単位数
0	23.4%	2.11	15.3%	3.03
1	22.2%	2.01	50.8%	4.23
2	35.2%	2.11	40.5%	4.02
3	30.3%	2.02	44.7%	3.97
4	38.8%	1.98	48.0%	4.04
5	46.8%	1.99	59.9%	3.77
6	41.6%	1.99	66.3%	3.40
7	44.9%	2.08	72.4%	3.91
8	40.1%	1.68	75.7%	3.56
9	45.3%	1.57	79.1%	4.17
10	39.1%	1.69	78.9%	4.09
11	49.3%	2.14	88.6%	4.13
12	40.7%	1.76	90.7%	4.53
総計	34.3%	1.94	55.9%	3.80

©Mediflora2020

値となります。リハビリのアウトカム評価としてFIMがありますが，それと同じように看護必要度の数値も「必要な患者に必要量実施する」という指標になるのではないかと考えます。

　現に，β病院よりもγ病院の方がスタッフ1人当たりの実施単位数は高く，回復期リハビリテーション病棟のFIM利得もγ病院の方が高く安定しています。病院により人員の違いなどリハビリテーションの提供体制は異なりますが，より良いアウトカムを出すための工夫は現状を見直すことで見えてくるものがあると考えます。

　看護必要度データは「どんなケアをどんな状態の時に行っているのか」という情報を得ることができるため，医療の質という観点からも測ることができます。看護師はじめ，医療現場の皆さんは「自分たちの医療の質はどのくらいなのだろうか？」という思いを抱く方が多いのではないでしょうか。今まで看護必要度以外のDPCデータから在院日数のコントロールや診療内容の分析を行うことがその答えの一つとなってきましたが，看護必要度データを加えることで，他DPCデータでは見えないケアの内容を知ることができます。他にも疾患別等，さまざまなデータの見方があります。ぜひ研究してみてください。

　最後に，参考として**表12～14**に疾患別のA～C項目について「あり」となる割合（B項目の一部は平均値）を示しています。B項目については上記で示した項目に着色し，A項目とC項目は各項目で最も高い値に着色しています。それぞれ疾患別の特徴が表れており，どのような治療が行われているのかが分かります。

表12●疾患別B項目「あり」詳細

	主要診断群 (MDC)	B項目 平均	9 寝返り	10 移乗	11 口腔清潔※	12 食事摂取	13 衣服の 着脱	14 診療・療養上の 指示が通じる※	15 危険行動※
01	神経系疾患	5.90	1.15	0.76	68.8%	0.94	1.25	53.3%	29.1%
02	眼科疾患	0.76	0.19	0.30	2.9%	0.05	0.14	4.6%	0.7%
03	耳鼻科系疾患	1.71	0.39	0.36	22.1%	0.23	0.42	6.8%	1.6%
04	呼吸器系疾患	5.44	1.20	0.67	71.1%	0.74	1.33	46.5%	16.5%
05	循環器系疾患	4.04	0.78	0.57	59.4%	0.57	0.99	27.4%	13.4%
06	消化器系疾患	2.79	0.60	0.44	33.0%	0.24	0.84	17.2%	8.3%
07	筋骨格系疾患	3.84	0.99	0.72	52.3%	0.48	0.86	13.5%	6.6%
08	皮膚疾患	4.76	1.05	0.61	60.4%	0.81	1.17	33.4%	9.3%
09	乳房疾患	2.10	0.55	0.48	23.7%	0.18	0.54	5.6%	2.9%
10	内分泌・代謝疾患	3.54	0.72	0.51	46.8%	0.51	0.86	27.4%	11.0%
11	腎・尿路系疾患	4.00	0.88	0.57	51.2%	0.54	1.00	29.8%	11.2%
12	女性生殖器系疾患	1.54	0.49	0.28	14.8%	0.11	0.42	6.8%	1.3%
13	血液疾患	3.58	0.72	0.45	60.5%	0.51	0.96	20.2%	7.2%
14	新生児疾患	2.89	0.48	0.53	38.2%	0.40	0.78	16.0%	8.4%
15	小児疾患	8.98	1.96	1.37	94.7%	1.75	1.89	96.5%	12.3%
16	外傷・熱傷・中毒	5.42	1.19	0.94	71.7%	0.69	1.28	28.5%	16.6%
17	精神疾患	3.41	0.69	0.79	33.5%	0.26	0.81	32.4%	10.8%
18	その他	5.74	1.30	0.75	74.2%	0.78	1.39	44.8%	16.9%

※他病院データは, 株式会社メディフローラ保有の2019年4月～2020年3月の中で3カ月以上のデータがあり, 詳細データのある病院を対象としている
※印のない項目は0点・1点・2点の評価であるため平均値を, 「※」印は「あり」となる割合を示している

©Mediflora2020

表13●疾患別A項目「あり」詳細

	主要診断群 (MDC)	A項目 平均	1 創傷 処置	2 呼吸ケア (喀痰吸引の 場合を除く)	3 点滴ライン 同時3本 以上の管理	4 心電図 モニター の管理	5 シリンジ ポンプの 管理	6 輸血や 血液製剤 の管理	7 専門的な 治療・処置	8 救急搬送 後の入院
01	神経系疾患	1.29	4.3%	8.9%	3.2%	49.4%	6.5%	0.6%	12.7%	15.5%
02	眼科疾患	0.54	2.3%	0.2%	0.0%	2.5%	0.0%	0.0%	24.0%	0.7%
03	耳鼻科系疾患	1.03	2.8%	2.0%	4.8%	15.1%	4.4%	0.1%	20.7%	16.2%
04	呼吸器系疾患	1.50	5.9%	31.1%	7.9%	39.8%	4.1%	0.6%	14.6%	15.5%
05	循環器系疾患	1.72	5.8%	28.6%	5.9%	59.9%	8.3%	1.0%	17.2%	14.3%
06	消化器系疾患	1.33	7.9%	7.7%	11.3%	17.4%	4.6%	2.4%	25.7%	15.3%
07	筋骨格系疾患	0.72	13.5%	4.0%	5.0%	13.2%	2.0%	1.3%	13.1%	3.5%
08	皮膚疾患	0.80	27.6%	3.9%	2.2%	9.7%	0.6%	1.1%	9.0%	8.2%
09	乳房疾患	1.44	17.5%	9.4%	1.1%	5.5%	3.4%	0.5%	51.3%	2.1%
10	内分泌・代謝疾患	0.72	7.7%	3.3%	3.4%	18.9%	1.7%	0.5%	6.1%	12.3%
11	腎・尿路系疾患	0.92	5.7%	6.9%	5.3%	20.8%	2.1%	1.3%	13.3%	11.8%
12	女性生殖器系疾患	0.98	16.4%	4.9%	6.9%	14.2%	4.4%	0.5%	20.5%	4.7%
13	血液疾患	2.03	4.6%	12.8%	35.1%	31.0%	7.4%	12.0%	43.0%	7.2%
14	新生児疾患	0.99	9.4%	4.0%	3.6%	25.4%	2.5%	0.0%	23.6%	3.6%
15	小児疾患	0.71	29.3%	0.0%	1.7%	22.4%	0.0%	0.0%	0.0%	8.6%
16	外傷・熱傷・中毒	0.74	10.8%	5.8%	1.7%	15.1%	1.0%	1.1%	6.9%	12.6%
17	精神疾患	1.33	4.7%	3.2%	0.4%	36.0%	1.8%	0.0%	0.0%	43.5%
18	その他	1.60	11.2%	18.7%	19.3%	40.3%	9.8%	3.7%	17.5%	11.2%

※他病院データは, 株式会社メディフローラ保有の2019年4月～2020年3月の中で3カ月以上のデータがあり, 詳細データのある病院を対象としている
※各項目最も割合が高い値に着色している

©Mediflora2020

主要診断群 (MDC)	C項目 平均	16 開頭手術 13日	17 開胸手術 12日	18 開腹手術 7日	19 骨の手術 11日	20 胸腔鏡 腹腔鏡 5日	21 全身麻酔 脊椎麻酔 5日	22 救命等 内科的 治療処置 5日	23 検査 2日	24 その他 手術 6日
01 神経系疾患	0.08	3.1%	0.0%	0.1%	0.1%	0.0%	2.1%	1.1%	0.1%	1.2%
02 眼科疾患	0.02	0.0%	0.0%	0.0%	0.0%	0.0%	0.7%	0.0%	0.0%	1.1%
03 耳鼻科系疾患	0.22	0.6%	0.0%	0.0%	0.7%	0.0%	10.2%	0.2%	0.0%	10.2%
04 呼吸器系疾患	0.02	0.0%	0.1%	0.1%	0.1%	0.8%	1.0%	0.1%	0.1%	0.0%
05 循環器系疾患	0.15	0.0%	1.0%	0.1%	0.4%	0.0%	0.9%	8.3%	4.0%	0.1%
06 消化器系疾患	0.29	0.0%	0.0%	6.7%	0.0%	4.7%	9.8%	7.4%	0.1%	0.1%
07 筋骨格系疾患	0.53	0.0%	0.0%	0.1%	29.5%	0.0%	17.9%	0.0%	0.1%	5.8%
08 皮膚疾患	0.02	0.0%	0.0%	0.0%	0.2%	0.1%	1.9%	0.0%	0.0%	0.2%
09 乳房疾患	0.74	0.0%	0.0%	0.0%	0.0%	0.0%	36.0%	0.0%	0.0%	38.2%
10 内分泌・代謝疾患	0.04	0.1%	0.0%	0.0%	0.7%	0.1%	2.0%	0.1%	0.1%	1.1%
11 腎・尿路系疾患	0.20	0.0%	0.0%	2.0%	0.1%	2.5%	13.4%	0.1%	0.2%	1.6%
12 女性生殖器系疾患	0.86	0.0%	0.3%	29.2%	0.0%	16.8%	39.8%	0.0%	0.0%	0.2%
13 血液疾患	0.04	0.3%	0.0%	1.2%	0.2%	0.2%	1.2%	0.5%	0.1%	0.1%
14 新生児疾患	0.49	0.0%	7.6%	6.9%	0.0%	6.2%	24.3%	1.8%	2.2%	0.0%
15 小児疾患	0.00	0.0%	0.0%	0.0%	0.0%	0.0%	0.0%	0.0%	0.0%	0.0%
16 外傷・熱傷・中毒	0.36	0.2%	0.0%	0.1%	19.4%	0.0%	14.8%	0.1%	0.0%	1.4%
17 精神疾患	0.00	0.0%	0.0%	0.0%	0.0%	0.0%	0.0%	0.0%	0.0%	0.0%
18 その他	0.08	0.1%	0.0%	1.1%	2.5%	0.1%	3.1%	0.6%	0.1%	0.2%

※他病院データは, 株式会社メディフローラ保有の2019年4月〜2020年3月の中で3カ月以上のデータがあり, 詳細データのある病院を対象としている
※各項目最も割合が高い値に着色している

©Mediflora2020

　病院により機能や疾患構成は異なるため，手術実施症例や化学療法実施症例等の多さによる違いはありますが，疾患による特性がデータから読み取ることができるかどうかはデータ精度を向上させる意味でも重要です。思うような特徴が表れていないとしたら，在院日数が長くて「あり」となる割合が薄くなっている可能性や，EFファイルに実施した医療行為が上がっていない可能性があります。どうぞこのような視点でもデータをご覧ください。

看護必要度を，病院経営者，評価者等を巻き込むための手段とする

　たびたび，看護必要度は病院全体で考える課題であると述べてきましたが，「看護必要度」という呼称で使われることが多いため，いまだに看護部主導で管理している病院も少なくないようです。
　繰り返しになりますが，看護部ができる看護必要度の改善は，データ精度を上げることのみであり，看護必要度を看護部のみでコントロールして重症度割合を

上下させることは極めて困難です。重症度割合を安定させ入院料を維持していくためには病院全体，特に病院経営者の理解が必要不可欠です。そのためにも，看護必要度を院内でどのように共有しているか見直しましょう。

　看護必要度データ分析を院内で共有するためのポイントを簡単に以下にまとめました。また，**表15**の病院（急性期一般入院料１）における看護必要度を含む院内共有の一例を示しながら解説します。

【看護必要度データ分析を院内で共有するポイント】

- 看護必要度「だけ」を取り上げない
- 看護必要度と何の数値がどう関係しているのか，関係性を伝える
- 看護必要度を評価している現場の皆さんに伝える際には特に日頃の苦労を労う

　病院の経営会議等では看護必要度の数値のみが共有されることが多いようですが，それでは「何をどう改善するとよいのか，何を継続することで重症度割合が安定するのか」という今後の対策が立てられません。経営陣も，重症度割合の数値を聞いて「ふ～ん」で終わってしまいます。そのため，「何がどうしてその重症度割合の数値になっているのか」ある程度説明ができるよう，時系列に看護必要度に関係する項目を一緒に示すことをお勧めします。

表15●ある病院における看護必要度共有方法の例

凡例：救急搬送　手術　期間Ⅱ超え　看護必要度Ⅱ

年月	2019/07	2019/08	2019/09	2019/10	2019/11	2019/12
1日入院単価	51,500	51,200	50,800	55,300	53,500	56,700
看護必要度Ⅱ	40.3%	37.9%	33.5%	45.5%	45.7%	50.4%
A2点B3点以上	24.2%	21.9%	17.5%	23.9%	24.9%	30.2%
A2点以上	38.7%	33.6%	31.7%	41.0%	41.2%	44.4%
B3点以上	53.5%	56.3%	50.2%	51.0%	49.8%	56.5%
A3点以上	20.4%	16.4%	15.1%	22.7%	23.1%	24.3%
C1点以上	16.5%	16.6%	15.3%	21.1%	20.6%	22.1%
救急搬送割合	34.5%	29.6%	31.7%	30.2%	34.0%	39.6%
手術割合	37.1%	39.8%	30.6%	42.0%	39.9%	44.5%
入院期間Ⅱ超え	28.4%	28.9%	30.4%	24.3%	22.7%	21.5%

（A2点B3点以上，A2点以上，B3点以上の行は「A2点B3点以上」欄に属する）

※他病院データは，株式会社メディフローラ保有の2019年４月～2020年３月の中で３カ月以上のデータがあり，詳細データのある病院を対象としている

©Mediflora2020

例えば，**表15**の病院では，重症度割合が低い９月は救急搬送や手術実施割合が低く，入院期間Ⅱ超え割合が高く，入院単価も低いことが分かります。重症度割合が高い12月は，それらが反対となっています。当然のことながら，手術件数を増やし救急搬送からの入院を増やすためには，看護部のみでは困難です。

　このように，重症度のみならず重症度と関係する数値や根拠を経営会議等で示して説明していくことで，看護必要度が看護部の裁量で求められている数値ではなく，院内全体で取り組むべき課題であることが認識しやすくなり，次に取るべき行動を検討しやすくなります。

　経営会議等における看護必要度の重要度は，看護必要度がどの程度理解されているかが鍵になります。看護必要度を説明する指標を一緒に示し，関係性を伝えて理解を促す工夫をしましょう。

　以前，とある病院の看護部の方から「経営者から『稼働が低いし看護必要度はまだ余裕があるから退院を延ばせ』と言われて困っている」という相談を受けました。そのような場合には，入院期間別の看護必要度と入院単価の関係を数値で示すことで，経営的な影響があることが分かるように説明しましょう。そのことが，「入院させておいた方が空きベッドがあるよりもマシ」という旧来の（少し厳しい表現になりますが）短絡的な考えを，「入院単価が低ければ人件費さえ賄えない。効率性係数を考えると，中長期的に病院収入に悪影響を与えるもの。問題の本質は急性期病院として受ける患者を集患できていないことだ」という考えに変える一つの方法であると考えます。

　もちろん，一度説明をしただけでは病院全体にメッセージが十分に伝わることは難しいと思います。ですので，継続して伝えていきましょう。

　最後に，看護必要度データは評価者である病棟看護師等の日々の努力の成果であることを忘れてはなりません。重症度割合は施設基準にかかわる重要な数値であることは言うまでもありませんが，看護必要度の分析が行われていたとしても，多くの病院で評価者である病棟看護師等に看護必要度の分析が報告されていないようです。

　私は経営者が理解することはもちろんですが，現場の評価者こそ日々の努力の成果である数値を知ることが大切だと思います。何より，データ精度は評価者の努力によるところが大きく，分析結果を伝えるとともに日々の努力を労う言葉をかけていただきたいと思います。

　本章では「経営戦略」という切り口に，看護必要度データの分析方法や見せ方を解説しました。第10章では今後の看護必要度の行方について私見を交えて解説します。

押さえておきたい入退院支援

　看護必要度を考える上でも重要な入退院支援について，2020（令和2）年度診療報酬改定の内容を押さえましょう（**資料1**）。

資料1●2020年度診療報酬改定のポイント（抜粋）

1．**地域包括ケア病棟の施設基準に**<u>入退院支援部門の設置を要件化</u>
　⇒専従の看護師または専従の社会福祉士の配置が必要！

2．**入退院支援加算及び入院時支援加算について**<u>非常勤でもOK</u>**であることを明記**
　⇒前回改定の疑義解釈で非常勤についてOKとの解釈があったが，入退院支援加算については条件付きだったことを緩和した

3．**入退院支援加算3の人員配置の要件見直し，条件付き**<u>専任の看護師でOK</u>
　⇒専従の看護師要件から小児患者の在宅移行に関する研修を受けた専任の看護師に

4．**退院時共同指導料等，入退院関連の加算について，ビデオ通話でも算定可能に**
　⇒医療資源の少ない地域等の要件がなくなったため，環境整備により算定件数を増やすことが可能に！

5．**入院時支援加算も2段階に！　ア～クすべて実施していたら加算1に**
　⇒関係各署との連携を強化し，入院時からの支援体制を確立させる必要あり
　⇒療養支援計画書の扱いに要注意！　患者・家族への説明した旨を診療録等に添付が必要（入院診療計画書を代用しても可）

> ●入院時支援加算1・2にて行う必要がある情報収集等の実施事項
> ア　身体的・社会的・精神的背景を含めた患者情報の把握
> イ　入院前に利用していた介護サービス又は福祉サービスの把握
> ウ　褥瘡に関する危険因子の評価
> エ　栄養状態の評価
> オ　服薬中の薬剤の確認
> カ　退院困難な要因の有無の評価
> キ　入院中に行われる治療・検査の説明
> ク　入院生活の説明

6．**フローに注意！　総合評価加算が見直され，入退院支援加算の仲間入り（総合機能評価加算に名称変更）**
　⇒高齢者の総合的な機能評価を行った上で入退院支援1・2加算が算定される場合の評価に

診療報酬改定の概要

　2018（平成30）年度診療報酬改定から「退院支援」が「入退院支援」と名称が変わり，さらに2020年度診療報酬改定から入退院支援が行われやすくなるよう，評価が充実されました。2020年度診療報酬改定における入退院支援の改定内容をまとめると，地域包括ケア病棟のある病院における入退院支援部門の設置と各加算の人員配置の緩和，多職種連携による入院時支援の評価アップ，そしてビデオ通話の積極利用です。

　2025（令和7）年地域包括ケアシステムの確立に向けて，急性期，回復期，慢性期から必要に応じて在宅医療や介護等の施設といった機能分化を進めていくためには，入退院支援の役割は重要です。入退院支援加算1の評価が非常に高く設定されていることも，政策誘導的な意味合いが強いととらえるべきです。点数が高めに設定されている加算は，病院として算定できるフローを整えることで，一時的な病院収入増加だけではなく，先々の診療報酬改定の流れに乗ることを意味しており，中長期的な病院の発展につながっていきます。

　2020年度診療報酬改定により，地域包括ケア病棟入院料の要件の一つとして「入退院支援の設置」が入りましたが，その目的は，「入退院支援が病院経営の要であり，病院として人員を確実に配置すべきだ」と明言することであったと考えます。

病院に与える変化

　2020年度診療報酬改定に向けた話し合いでは，入退院支援部門を設置していない理由として「人員不足」が最も多いことが分かっています（**図**）。つまり，人員が十分に確保できない医療機関にとっては，厳しい条件といえます。

　ただし，2020年度診療報酬改定における入退院支援の要件は**資料2**のように一部条件付きで非常勤の配置でも可能とされており，多様な働き方を許容したある程度設置しやすい設計になっています。着目すべきは，看護師と社会福祉士の組み合わせが重要であることが示されていることから，職種を超えて入退院支援を行える関係性をどう構築するかという点です。

　さらに，入院時支援加算1の算定件数を増やしていくことを考えていくのであれば，薬剤部門や栄養部門等の多職種との関係も必要になります。時として病院内の人間関係は，「職種間の良好な関係性が構築できるか」が課題になることが少なくありません。「人員を配置すればよい」ということだけではなく，職種ごとの役割を理解し合うことで，どう連携を図っていくか病院として組織力が問われます。

図●中医協資料より「入退院支援部門を設置していない理由」

● 入退院支援部門を設置していない理由をみると，「入退院支援部門を担当する職員数（看護師，社会福祉士等）を十分確保できないため」が多かった。

入退院支援部門を設置していない理由（最も該当するもの）

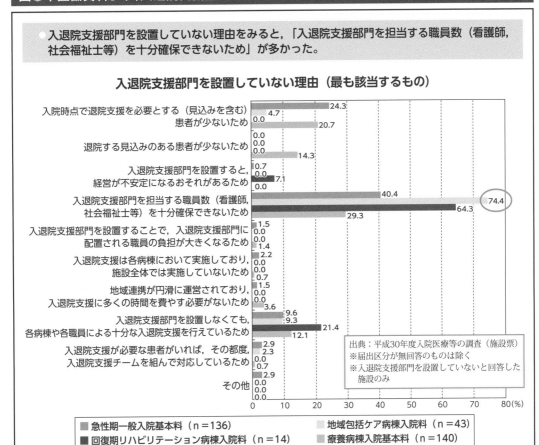

出典：平成30年度入院医療等の調査（施設票）
※届出区分が無回答のものは除く
※入退院支援部門を設置していないと回答した施設のみ

■ 急性期一般入院基本料（n＝136）　　　□ 地域包括ケア病棟入院料（n＝43）
■ 回復期リハビリテーション病棟入院料（n＝14）　　　■ 療養病棟入院基本料（n＝140）

（参考）在宅復帰支援に係る施設基準

【施設基準】（地域包括ケア病棟）
・当該医療機関に専任の在宅復帰支援担当者（職種に規定は設けないが，社会福祉士のような在宅復帰支援に関する業務を適切に実施できる者をいう。以下同じ。）が1名以上配置されていること。

中央社会保険医療協議会 総会（2019年11月29日 第437回）資料

資料2●地域包括ケア病棟における入退院支援室の設置要件（一部抜粋）

　入退院支援及び地域連携業務を担う部門が設置されていること。当該部門に入退院支援及び地域連携に係る業務に関する十分な経験を有する専従の看護師又は専従の社会福祉士が配置されていること。当該部門に専従の看護師が配置されている場合にあっては専任の社会福祉士が，専従の社会福祉士が配置されている場合にあっては専任の看護師が配置されていること。

　なお，当該専従の看護師又は社会福祉士については，週3日以上常態として勤務しており，かつ，所定労働時間が24時間以上の勤務を行っている専従の非常勤の看護師又は社会福祉士（入退院支援及び地域連携業務に関する十分な経験を有する看護師又は社会福祉士に限る。）を2名組み合わせることにより，常勤看護師等と同じ時間帯にこれらの非常勤看護師等が配置されている場合には，当該基準を満たしているとみなすことができる。

資料3●情報通信機器を用いたカンファレンス等の対象となった項目

- 感染防止対策加算
- 入退院支援加算1
- 退院時共同指導料1・2
- 介護支援等連携指導料
- 在宅患者訪問看護・指導料
- 同一建物居住者訪問看護・指導料
- 在宅患者緊急時等カンファレンス料
- 在宅患者訪問褥瘡管理指導料
  （訪問看護療養費における在宅患者緊急時等カンファレンス加算及び退院時共同指導加算も同様）

　また，入退院支援関連の「退院時共同指導料」等の加算について，「対面で行うことが原則であるが，リアルタイムでの画像を介したコミュニケーション（以下この区分において「ビデオ通話」という）が可能な機器を用いて共同指導した場合でも算定可能（改定内容を抜粋）（**資料3**）」としたことは，移動等の効率性を考えても，地域性から対面でのやり取りが難しい医療機関同士の関係性をより良好にするためにも重要です。

　しかし，このビデオ通話が行えるためには通信環境と機器を双方に整える必要があります。多くの場合，ケアマネジャー等は所有するスマートフォンで比較的安易に対応できるのですが，病院側が対応できていないという話を聞きます。

　新型コロナウイルス（COVID-19）の感染拡大の影響により，私自身も病院の経営アドバイザーとして会議を行う際にはすべてビデオ通話による会議に切り替わりました。通信テスト等の準備（マイク等の備品が揃わないといった理由）で多少時間がかかったところもありましたが，費用もさほどかからずどの医療機関もスムーズに取り入れられている印象があります。

　ぜひ，環境を整備してビデオ通話ができるよう，早期に検討を行っていきましょう。中長期的には，こうした丁寧なやり取りが地域の医療連携に必ずつながるはずです。

　最後に，総合評価加算が入退院支援加算の中に入ったこともフローが変化することになるため注意が必要です。入退院支援加算の対象であり，総合評価加算が必要な高齢者を確実に算定できるようなフローを構築し，算定漏れを防ぐことができるような体制を整えられているかどうか，確認してください。

病棟看護師の皆さんへ
「入退院支援の更なる強化は必然！ 在宅への理解を図ろう」

　主に入退院支援に関連する改定事項を解説しましたが，ベッドコントロールという意味においては2020年度診療報酬改定で地域包括ケア病棟や回復期リハビリテーション病棟の実績要件が厳格化されたことを考えると，「急性期状態を脱したら回復期病棟や在宅，施設等適切な環境に移っていただけるよう促すこと」がますます重要になっています。この流れは2025年地域包括ケアシステムの確立に向けて強化され続けていくものと思われます。

　皆さんの病院の入退院支援室と病棟との関係性はいかがでしょうか？　先述したとおり，入退院支援室との関係性がスムーズな入退院の重要な要素になります。まだまだ病棟の現場で活躍されている看護師の皆さんには在宅や入退院に対する理解が十分でないと思われる医療機関が少なくないように感じています。今は大規模な勉強会を行うことはできませんが，例えば，病棟看護師も在宅看護の実際を経験することで理解を深めようと希望者を対象にOJTに取り組んでいる病院も増えてきているようです。

　少し極端な言い方に聞こえるかもしれませんが，「急性期だけ理解している看護師」はもう不要です。一部専門特化された方も必要ですが，多くの看護師の皆さんには，患者が自宅等にいずれ戻ることを前提とした病棟でのケアを意識していただきたいと思います。

　以前なら「この患者さん，退院後，在宅に一人で大丈夫なの？」と思っていた患者も，現在では地域で，普通に幸せに暮らしています。今は対面で直接お話しできなくとも，病院というCOVID-19感染リスクの高い病院よりも自宅等に戻りたい方も多いと伺っています。

　なお，COVID-19の影響を受け，施設基準等についての緩和措置が出されていますが，5月22日執筆時点では看護必要度に関する緩和措置は出ていません。通常の診療報酬改定と同様に，2020年9月までは前年度の評価でも新基準を満たしていることとするという経過措置があるのみとなっています。COVID-19罹患患者を受け入れていることによって，重症度基準をクリアできないという病院も出てきていますが，重症度基準を問題なくクリアしている病院もあります（分析データの中には，罹患している患者を受け入れている病院の受け入れ時期のデータも含まれています）。

　今後，この重症度割合についてどのような扱いになるか分かりませんが，

COVID-19の影響を受けて重症度割合が厳しくなっている病院の中には，入退院支援の困難さを訴えているところが少なくないようです。介護施設側から「このような状況なので病院からの受け入れはしたくない」と言われた，という病院の話も聞いています。

　一方で，地域の連携先との関係性は変わらない，むしろより親密になっているという病院もあります。これは日頃の地域連携の質の高さの賜物ではないかと考えます。院内の感染対策が行われ，地域との関係性が良好な病院は通常どおり適正な在院日数のコントロールが行われ，救急搬送患者も通常どおり受け入れられているようです。

　過去は変えられませんが，未来は変えられます。感染症が懸念される時期はビデオ通話等を活用して地域とつながり，患者・家族にとって満足のいく安心な入退院支援を行うためにも，病棟で働く一人ひとりが入退院支援の理解を深める動きが進んでいくことを願っています。

引用・参考文献
1）中央社会保険医療協議会 総会（2019年11月29日 第437回）資料

第10章

まとめ〜看護必要度の今後

さて，いろいろな視点から看護必要度のデータを見てきましたが，いかがでしたでしょうか。この章ではまとめとして，看護必要度のこれからについて私見を交えながら自由に語らせていただきます。

看護師の業務負担軽減を考え，評価方法は看護必要度Ⅱへ！

看護必要度が一般病棟の施設基準に加わって，2020（令和2）年で12年目です。この12年間で行われた診療報酬改定すべてで何らかの変更がされてきました。この変化からも分かるとおり，看護必要度はまだ成長途中の制度です。ABC各項目や重症度基準，看護必要度Ⅱのマスタも「本当に急性期度合いを表しているのか」という意味において議論は尽きません。この先も確実に細かな変更は出てくることが予想されます。

ただ，看護師に大きな負担を強いてきた制度設計から業務負担軽減への流れは確実に起こっています。直前に慌てて準備することのないよう，まだ動き出していない病院の皆さんは今から看護必要度Ⅱへの移行の準備を進めましょう。

2022（令和4）年度診療報酬改定に向けた項目別の検討事項

看護必要度の項目別に見てみると，今年も議論が続いているA項目「心電図モニター」については特に何らかの変更があるのではないかと考えています。いつもの流れですと改定前年の秋に心電図モニターに関する分析が出てきますが，私としては毎回の改定で気にしていた項目ですので，2022年度改定に向けた話し合いではどうなるのか今から待ち遠しい気持ちです。

また，2020年度診療報酬改定における看護必要度Ⅱに新たに採用されたA項

目の「緊急に入院を必要とする状態（看護必要度Ⅰでは『救急搬送後の入院』）」について，その評価対象となっている「救急医療管理加算」の変更も踏まえて見直しがされると思います。

2025（令和7）年地域包括ケアシステムの確立に向けて重症度基準はどうなる？急性期一般入院料1は更に厳しくなる可能性は大＆新基準追加も

　通常の診療報酬改定年では，中央社会保険医療協議会（中医協）にて診療報酬改定の影響について調査がされ，翌年にその結果が報告されます。今年は新型コロナウイルス（COVID-19）の影響もあり，通常の2022年度診療報酬改定に向けたスケジュールになるか不透明ですが，2020年度診療報酬改定のスケジュールを踏まえると2022年度もギリギリに看護必要度の新基準におけるシミュレーションが行われる可能性があると考えます。

　さらに，2020年度診療報酬改定における重症度割合は改定直前で「25パーセンタイル値」という急性期一般入院料1から脱落する病院について厳しい値が提示されましたが，2025年の地域包括ケアシステムの確立に向けて更なる急性期一般入院料1の絞り込みが行われると予想できます。

　2018（平成30）年度診療報酬改定で「看護必要度以外の急性期度合いを測る指標を施設基準に加えていきたい」と中医協で話し合いがなされていることは第1章で述べましたが，看護必要度のみならず急性期病院としての集患対策と適切なベッドコントロールも忘れてはなりません。その上で，次回改定の方向性が出てきた時点でシミュレーションができるようデータの準備をしておきましょう。

看護必要度だけではない！ 看護部門が病院経営を考える上で把握したいデータとは？

　本書では，看護必要度データをメインとしたデータ分析の方法やデータの見方について解説をしました。看護必要度だけを考えてもいろいろな切り口で分析を

行うことができますが，他にもDPCデータを把握することで看護部門が経営に活用できるデータはたくさんあります。

　これまで診療報酬改定が進むにつれて看護部門が関係するケアの加算が増えていますが，既に紹介している認知症ケア加算，せん妄ハイリスク患者加算，摂食機能療法の他にも，下記のさまざまな加算があります。

- 入退院支援関連加算（入退院支援加算，入院時支援加算，介護連携等指導料，退院時共同指導料等）
- 排尿自立支援加算，外来排尿自立指導料
- 栄養サポートチーム加算
- 摂食嚥下支援加算（2020年度に新設された摂食機能療法の加算）
- 薬剤総合評価調整加算（2020年度に改定された多職種カンファレンスの実施が必要な加算）

　特に昨今の診療報酬改定では，看護師単独ではなく多職種との協同により算定される加算が増えてきています。多職種で専門知識を出し合うことでケアの質が向上することを狙ったものであり，これらの算定状況が看護部のみならず病院全体としてのチーム力を示すものになると私は感じています。それぞれ算定に関与する人だけが算定状況を知っていればよいというのではなく，ぜひ看護部門全体で算定数値を共有してもらいたいと思います。

　そして，看護師として働く皆さんが看護必要度をはじめとしたデータ分析をより身近に感じることで，楽しく円滑に働くことができるようになることを祈っております。

巻末付録 評価の方法とポイント

「一般病棟用の重症度，医療・看護必要度に係る評価票 評価の手引き」を基に，
筆者がポイントとするところを解説します。

一般病棟用の重症度，医療・看護必要度Ⅰ

■アセスメント共通事項

1. 評価の対象

　評価の対象は，急性期一般入院基本料（許可病床数400床以上の保険医療機関であって急性期一般入院基本料（急性期一般入院料7を除く。）の届出を行っている場合を除く。），7対1入院基本料（結核病棟入院基本料，特定機能病院入院基本料（結核病棟に限る。）及び専門病院入院基本料），10対1入院基本料（特定機能病院入院基本料（一般病棟に限る。）及び専門病院入院基本料），地域一般入院料1，総合入院体制加算（一般病棟入院基本料，特定一般病棟入院料），看護補助加算1（地域一般入院基本料，13対1入院基本料），一般病棟看護必要度評価加算（専門病院入院基本料，特定一般病棟入院料），脳卒中ケアユニット入院医療管理料並びに地域包括ケア病棟入院料（地域包括ケア入院医療管理料及び特定一般病棟入院料（地域包括ケア入院医療管理が行われる場合）を算定する場合も含む。以下「地域包括ケア病棟入院料等」という。）を届け出ている病棟に入院している患者であり，産科患者，15歳未満の小児患者，短期滞在手術等基本料を算定する患者及びDPC対象病院において短期滞在手術等基本料2又は3の対象となる手術，検査又は放射線治療を行った患者（基本診療料の施設基準等第十の三（3）及び四に係る要件以外の短期滞在手術等基本料に係る要件を満たす場合に限る。）は評価の対象としない。

2. 評価日及び評価項目

　評価は，患者に行われたモニタリング及び処置等（A項目），患者の状況等（B項目）並びに手術等の医学的

DPCデータセットのうち，看護必要度のデータが詰まっているHファイルには，評価対象かどうかというフラグが立つようになっています。正しく評価対象が計算式に入るようにしましょう！

2020年度診療報酬改定で，許可病床数400床以上の急性期一般入院料の病院は，看護必要度Ⅱの評価が必須になりました！

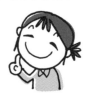

状況（C項目）について，毎日評価を行うこと。

　ただし，地域包括ケア病棟入院料等については，A項目及びC項目のみの評価とし，毎日評価を行うこと。

3. 評価対象時間

　評価対象時間は，0時から24時の24時間であり，重複や空白時間を生じさせないこと。外出・外泊や検査・手術等の理由により，全ての評価対象時間の観察を行うことができない患者の場合であっても，当該病棟に在棟していた時間があった場合は，評価の対象とすること。ただし，評価対象日の0時から24時の間，外泊している患者は，当該外泊日については，評価対象とならない。

　退院日は，当日の0時から退院時までを評価対象時間とする。退院日の評価は行うが，基準を満たす患者の算出にあたり延べ患者数には含めない。ただし，入院した日に退院（死亡退院を含む）した患者は，延べ患者数に含めるものとする。

退院日は，評価は行いますが計算式には含めません！

4. 評価対象場所

　原則として，当該病棟内を評価の対象場所とし，当該病棟以外で実施された治療，処置，看護及び観察については，評価の対象場所に含めない。ただし，A項目の専門的な治療・処置のうち，放射線治療及びC項目の手術等の医学的状況については，当該医療機関内における治療を評価の対象場所とする。

基本的には病棟で行われたケアが評価の対象場所ですが，A項目の一部とC項目については医療機関内が対象となります！

5. 評価対象の処置・介助等

　当該病棟で実施しなければならない処置・介助等の実施者，又は医師の補助の実施者は，当該病棟に所属する看護職員でなければならない。ただし，一部の評価項目において，薬剤師，理学療法士等が当該病棟内において実施することを評価する場合は，病棟所属の有無は問わない。

　なお，A項目の評価において，医師が単独で処置等を行った後に，当該病棟の看護員が当該処置等を確認し，実施記録を残す場合も評価に含めるものとする。

　A項目の処置の評価においては，訓練や退院指導等の

評価者は多職種でOK！連携して評価を行いましょう！

目的で実施する行為は評価の対象に含めないが，B項目の評価においては，患者の訓練を目的とした行為であっても評価の対象に含めるものとする。

　A項目の薬剤の評価については，臨床試験であっても評価の対象に含めるものとする。

6．評価者

　評価は，院内研修を受けた者が行うこと。医師，薬剤師，理学療法士等が一部の項目の評価を行う場合も院内研修を受けること。

　ただし，A項目及びC項目のうち，別表1に規定する「一般病棟用の重症度，医療・看護必要度A・C項目に係るレセプト電算処理システム用コード一覧」（以下，コード一覧という。）を用いて評価を行う項目については，当該評価者により各選択肢の判断を行う必要はない。

7．評価の判断

　評価の判断は，アセスメント共通事項，B項目共通事項及び項目ごとの選択肢の判断基準等に従って実施すること。独自に定めた判断基準により評価してはならない。

8．評価の根拠

　評価は，観察と記録に基づいて行い，推測は行わないこと。当日の実施記録が無い場合は評価できないため，A項目では「なし」，B項目では自立度の一番高い評価とする。A項目（A7「専門的な治療・処置等」①から④まで及び⑥から⑨までを除く。）の評価においては，後日，第三者が確認を行う際に，記録から同一の評価を導く根拠となる記録を残しておく必要があるが，項目ごとの記録を残す必要はない。

　記録は，媒体の如何を問わず，当該医療機関において正式に承認を得て保管されているものであること。また，原則として医師及び当該病棟の看護職員による記録が評価の対象となるが，評価項目によっては，医師及び病棟の看護職員以外の職種の記録も評価の根拠となり得るため，記録方法について院内規定を設ける等，工夫すること。

先述した評価者について，院内研修が必須となっています。

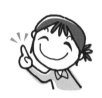

記録は，基本的に「項目ごとの記録を残す必要はない」となっています！

評価者が医師または看護師以外の場合には，該当の記録場所が分かればOK！

なお，B項目については，「患者の状態」が評価の根拠となることから，重複する記録を残す必要はない。

■A　モニタリング及び処置等

1　創傷処置

項目の定義

> 創傷処置は，①創傷の処置（褥瘡の処置を除く），②褥瘡の処置のいずれかの処置について，看護職員が医師の介助をした場合，あるいは医師又は看護職員が自ら処置を実施した場合に評価する項目である。

選択肢の判断基準

> 「なし」
> 　創傷処置のいずれも実施しなかった場合をいう。
> 「あり」
> 　創傷処置のいずれかを実施した場合をいう。

判断に際しての留意点

> 　創傷処置に含まれる内容は，各定義及び留意点に基づいて判断すること。

①創傷の処置（褥瘡の処置を除く）

> 【定義】
> 　創傷の処置（褥瘡の処置を除く）は，創傷があり，創傷についての処置を実施した場合に評価する項目である。
> 【留意点】
> 　ここでいう創傷とは，皮膚又は粘膜が破綻をきたした状態であり，その数，深さ，範囲の程度は問わない。
> 　縫合創は創傷処置の対象に含めるが，縫合のない穿刺創は含めない。粘膜は，鼻，口腔，膣及び肛門の粘膜であって，外部から粘膜が破綻をきたしている状態であることが目視できる場合に限り含める。気管切開口，胃瘻及びストーマ等については，造設から抜糸までを含め，抜糸後は，滲出液が見られ処置を必要とする場合を含める。

2020年度診療報酬改定の大きなポイント！重複する記録は不要です！

創傷処置は，2つの点により判断されます。ある病院では，皮膚・排泄ケア認定看護師（WOC）や「褥瘡ハイリスク患者ケア加算」を算定するためのチームが評価のダブルチェックを行うなどの工夫をしています。

ここでいう処置とは，創傷の治癒を促し感染を予防する目的で，洗浄，消毒，止血，薬剤の注入及び塗布，ガーゼやフィルム材等の創傷被覆材の貼付や交換等の処置を実施した場合をいい，診察，観察だけの場合やガーゼを剝がすだけの場合は含めない。

　また，陰圧閉鎖療法，眼科手術後の点眼及び排泄物の処理に関するストーマ処置は含めない。

② 褥瘡の処置

【定義】

　褥瘡の処置は，褥瘡があり，褥瘡についての処置を実施した場合に評価する項目である。

【留意点】

　ここでいう褥瘡とは，NPUAP分類Ⅱ度以上又はDESIGN-R分類d2以上の状態をいう。

　この状態に達していないものは，褥瘡の処置の対象に含めない。

　ここでいう処置とは，褥瘡に対して，洗浄，消毒，止血，薬剤の注入及び塗布，ガーゼやフィルム材等の創傷被覆材の貼付や交換等の処置を実施した場合をいい，診察，観察だけの場合やガーゼを剝がすだけの場合は含めない。また，陰圧閉鎖療法は含めない。

【参考】

NPUAP分類（National Pressure Ulcer of Advisory Panel）Ⅱ度以上

DESIGN-R分類（日本褥瘡学会によるもの）d2以上

2　呼吸ケア（喀痰吸引のみの場合を除く）

項目の定義

　呼吸ケアは，酸素吸入，痰を出すための体位ドレナージ，スクウィージングのいずれかの処置に対して，看護職員等が自ら行うか医師の介助を行った場合，あるいは人工換気が必要な患者に対して，看護職員等が装着中の人工呼吸器の管理を行った場合に評価する項目である。

看護必要度ⅠとⅡの違い！　この2つは看護必要度Ⅱでは評価されません。

168

選択肢の判断基準

「なし」
　呼吸ケアを実施しなかった場合をいう。
「あり」
　呼吸ケアを実施した場合をいう。

判断に際しての留意点

　喀痰吸引のみの場合は呼吸ケアの対象に含めない。
　呼吸ケアにおける時間の長さや回数は問わない。酸素吸入の方法は問わない。
　人工呼吸器の種類や設定内容，あるいは気道確保の方法については問わないが，看護職員等が，患者の人工呼吸器の装着状態の確認，換気状況の確認，機器の作動確認等の管理を実施している必要がある。また，人工呼吸器の使用に関する医師の指示が必要である。
　NPPV（非侵襲的陽圧換気）の実施は人工呼吸器の使用に含める。
　なお，気管切開の患者が喀痰吸引を行っているだけの場合は含めない。また，エアウェイ挿入，ネブライザー吸入は呼吸ケアには含めない。

3　点滴ライン同時3本以上の管理

項目の定義

　点滴ライン同時3本以上の管理は，持続的に点滴ライン（ボトル，バッグ，シリンジ等から末梢静脈，中心静脈，動静脈シャント，硬膜外，動脈，皮下に対する点滴，持続注入による薬液，輸血・血液製剤の流入経路）を3本以上同時に使用し，看護職員が管理を行った場合に評価する項目である。

選択肢の判断基準

「なし」
　同時に3本以上の点滴の管理を実施しなかった場合をいう。
「あり」
　同時に3本以上の点滴の管理を実施した場合をいう。

こちらも看護必要度ⅠとⅡの違いです！ 診療行為では点滴の本数は分かりません。

169

判断に際しての留意点

施行の回数や時間の長さ，注射針の刺入個所の数は問わない。

2つのボトルを連結管で連結させて1つのルートで滴下した場合は，点滴ラインは1つとして数える。1カ所に刺入されていても三方活栓等のコネクターで接続された点滴ラインは本数に数える。これら点滴ラインを利用して，側管から持続的に点滴する場合は数えるが，手動で注射を実施した場合は，持続的に使用しているといえないため本数に数えない。

スワンガンツカテーテルの加圧バッグについては，薬液の注入が目的ではないため本数に数えない。PCA（自己調節鎮痛法）による点滴ライン（携帯用を含む）は，看護職員が投与時間と投与量の両方の管理を行い，持続的に注入している場合のみ本数に数える。

4 心電図モニターの管理

項目の定義

心電図モニターの管理は，持続的に看護職員が心電図のモニタリングを実施した場合に評価する項目である。

選択肢の判断基準

「なし」
持続的な心電図のモニタリングを実施しなかった場合をいう。

「あり」
持続的な心電図のモニタリングを実施した場合をいう。

判断に際しての留意点

心電図の誘導の種類や誘導法の種類は問わない。

機器の設置・準備・後片付けは含めない。心電図モニターの装着時間や回数は問わないが，医師の指示により，心機能や呼吸機能障害を有する患者等に対して常時観察を行っている場合であって，看護職員による心電図の評価の記録が必要である。心電図の機器による自動的な記録のみの場合は心電図モニターの管理の

評価のポイントではありませんが，例年の診療報酬改定の視点で出てくる項目です！ 不要な装着となっていないかどうかは，常に頭に入れておきましょう。

対象に含めない。

心電図検査として一時的に測定を行った場合は含めない。ホルター心電図は定義に従い，看護職員による持続的な評価の記録がある場合に限り含める。

5　シリンジポンプの管理

項目の定義

シリンジポンプの管理は，末梢静脈・中心静脈・硬膜外・動脈・皮下に対して，静脈注射・輸液・輸血・血液製剤・薬液の微量持続注入を行うにあたりシリンジポンプを使用し，看護職員が使用状況（投与時間，投与量等）を管理している場合に評価する項目である。

選択肢の判断基準

「なし」
末梢静脈・中心静脈・硬膜外・動脈・皮下に対して静脈注射・輸液・輸血・血液製剤・薬液の微量持続注入を行うにあたりシリンジポンプの管理をしなかった場合をいう。
「あり」
末梢静脈・中心静脈・硬膜外・動脈・皮下に対して静脈注射・輸液・輸血・血液製剤・薬液の微量持続注入を行うにあたりシリンジポンプの管理をした場合をいう。

判断に際しての留意点

末梢静脈・中心静脈・硬膜外・動脈・皮下に対して，静脈注射・輸液・輸血・血液製剤・薬液の微量持続注入を行うにあたりシリンジポンプにセットしていても，作動させていない場合には使用していないものとする。

携帯用であってもシリンジポンプの管理の対象に含めるが，PCA（自己調節鎮痛法）によるシリンジポンプは，看護職員が投与時間と投与量の両方の管理を行い，持続的に注入している場合のみ含める。

病院により，心電図モニターと同様，臨床工学技師と協働で評価しているところもあります！

171

6 輸血や血液製剤の管理

項目の定義

　輸血や血液製剤の管理は，輸血（全血，濃厚赤血球，新鮮凍結血漿等）や血液製剤（アルブミン製剤等）の投与について，血管を通して行った場合，その投与後の状況を看護職員が管理した場合に評価する項目である。

選択肢の判断基準

「なし」
　輸血や血液製剤の使用状況の管理をしなかった場合をいう。
「あり」
　輸血や血液製剤の使用状況の管理をした場合をいう。

判断に際しての留意点

　輸血，血液製剤の種類及び単位数については問わないが，腹膜透析や血液透析は輸血や血液製剤の管理の対象に含めない。自己血輸血，腹水を濾過して輸血する場合は含める。

7 専門的な治療・処置

項目の定義

　専門的な治療・処置は，①抗悪性腫瘍剤の使用（注射剤のみ），②抗悪性腫瘍剤の内服の管理，③麻薬の使用（注射剤のみ），④麻薬の内服，貼付，坐剤の管理，⑤放射線治療，⑥免疫抑制剤の管理（注射剤のみ），⑦昇圧剤の使用（注射剤のみ），⑧抗不整脈剤の使用（注射剤のみ），⑨抗血栓塞栓薬の持続点滴の使用，⑩ドレナージの管理，⑪無菌治療室での治療のいずれかの治療・処置を実施した場合に評価する項目である。

選択肢の判断基準

「なし」
　専門的な治療・処置を実施しなかった場合をいう。
「あり」
　専門的な治療・処置を一つ以上実施した場合をい

診療行為と紐づけしやすい項目ですね。薬剤部と協働で評価すれば，精度アップが期待できます！

う。ただし，①から④まで及び⑥から⑨までについて
は，評価日において，コード一覧に掲載されている
コードが入力されている場合をいう。

判断に際しての注意点

専門的な治療・処置に含まれる内容は，各定義及び
留意点に基づいて判断すること。

なお，①から④まで及び⑥から⑨までについては，
内服薬のコードが入力されていない日に当該コードに
該当する内服を指示した場合や，事前に処方や指示を
行っており内服当日には当該コードが入力されていな
い場合等は，評価の対象とはならない。手術や麻酔中
に用いた薬剤は評価の対象となる。また，検査や処置
等，その他の目的で用いた薬剤については，EF統合
ファイルにおけるデータ区分コードが20番台（投薬），
30番台（注射），50番（手術）及び54番（麻酔）の
薬剤に限り，評価の対象となる。

①抗悪性腫瘍剤の使用（注射剤のみ），②抗悪性腫瘍
剤の内服の管理，③麻薬の使用（注射剤のみ），④麻薬
の内服，貼付，坐剤の管理，⑥免疫抑制剤の管理（注射
剤のみ），⑦昇圧剤の使用（注射剤のみ），⑧抗不整脈剤
の使用（注射剤のみ），⑨抗血栓塞栓薬の持続点滴の使
用の【留意点】については，コード一覧を参照のこと。

⑤放射線治療

【定義】
放射線治療は，固形腫瘍又は血液系腫瘍を含む悪性
腫瘍がある患者に対して，病変部にX線，ガンマ線，
電子線等の放射線を照射し，そのDNA分子間の結合
破壊（電離作用）により目標病巣を死滅させることを
目的として実施した場合に評価する項目である。
【留意点】
照射方法は，外部照射と内部照射（腔内照射，小線
源治療）を問わない。放射線治療の対象には，エック
ス線表在治療，高エネルギー放射線治療，ガンマナイ
フ，直線加速器（リニアック）による定位放射線治療，

2020年度診療報酬改定での変
更点です！　評価される薬剤が
特定されたため，評価者にとっ
て評価がしやすく，また後から
確認もしやすくなりました。

評価対象となるデータ区分は，
看護必要度Ⅱと同様です！

2020年度診療報酬改定では，
看護必要度Ⅰであってもこの薬
剤の項目の評価は統一されたの
で楽になったはず！　楽になる
よう，システム的に対応できる
部分を探りましょう。

全身照射，密封小線源治療，放射性同位元素内用療法を放射線治療の対象に含める。

　外部照射の場合は照射日のみを含めるが，外部照射の場合であっても，院外での実施は含めない。

　外部照射か内部照射かは問わず，継続して内部照射を行なっている場合は，治療期間を通して評価の対象に含める。

　放射線治療の実施が当該医療機関内であれば評価の対象場所に含める。

⑩ドレナージの管理

【定義】

　ドレナージの管理とは，排液，減圧の目的として，患者の創部や体腔に誘導管（ドレーン）を継続的に留置し，滲出液や血液等を直接的に体外に誘導し，排液バッグ等に貯留する状況を看護職員が管理した場合に評価する項目である。

【留意点】

　誘導管は，当日の評価対象時間の間，継続的に留置されている場合にドレナージの管理の対象に含める。当日に設置して且つ抜去した場合は含めないが，誘導管を設置した日であって翌日も留置している場合，又は抜去した日であって前日も留置している場合は，当日に6時間以上留置されていた場合には含める。

　胃瘻（PEG）を減圧目的で開放する場合であっても定義に従っていれば含める。

　体外へ直接誘導する場合のみ評価し，体内で側副路を通す場合は含めない。また，腹膜透析や血液透析は含めない。経尿道的な膀胱留置カテーテルは含めないが，血尿がある場合は，血尿の状況を管理する場合に限り評価できる。陰圧閉鎖療法は，創部に誘導管（パッドが連結されている場合を含む）を留置して，定義に従った処置をしている場合は含める。

　定義に基づき誘導管が目的に従って継続的に留置されている場合に含めるものであるが，抜去や移動等の目的で，一時的であればクランプしていても良いものとする。

連携先の院外医療機関で放射線治療を実施した場合は，評価の対象に含まれません。

⑪無菌治療室での治療

【定義】
　無菌治療室での治療とは，移植後，白血病，再生不良性貧血，骨髄異形成症候群，重症複合型免疫不全症等の患者に対して，無菌治療室での治療が必要であると医師が判断し，無菌治療室での治療を6時間以上行った場合に評価する項目である。

【留意点】
　無菌治療室とは，室内を無菌の状態に保つために十分な体制が整備されている必要があり，当該保険医療機関において自家発電装置を有していることと，滅菌水の供給が常時可能であること。また，個室であって，室内の空気清浄度が，患者に対し無菌治療室管理を行っている際に，常時ISOクラス7以上であること。
　無菌治療室に入室した日及び無菌治療室を退室した日は評価の対象とする。

8　救急搬送後の入院

項目の定義

　救急搬送後の入院は，救急用の自動車（市町村又は都道府県の救急業務を行うための救急隊の救急自動車に限る）又は救急医療用ヘリコプターにより当該医療機関に搬送され，入院した場合に評価する項目である。

選択肢の判断基準

「なし」
　救急用の自動車又は救急医療用ヘリコプター以外により搬送され入院した場合をいう。
「あり」
　救急用の自動車又は救急医療用ヘリコプターにより搬送され入院した場合をいう。

判断に際しての留意点

　救急搬送後の患者が，直接，評価対象病棟に入院した場合のみを評価の対象とし，救命救急入院料，特定集中治療室管理料等の治療室に一旦入院した場合は評

すべての医療機関にあるわけではないので，無菌室がない医療機関はチェックが入ること自体が評価ミスであることが分かりますね。

こちらは2020年度の改定で，2日から5日の評価に変わりました！　看護必要度ⅠとⅡで表記が違います。看護必要度Ⅱでは「緊急に入院を必要とする状態」。評価日数は同じです。

175

価の対象に含めない。ただし，手術室を経由して評価
対象病棟に入院した場合は評価の対象に含める。

入院当日を含めた5日間を評価の対象とする。

■B　患者の状況等

B項目共通事項

1. 義手・義足・コルセット等の装具を使用している場
   合には，装具を装着した後の状態に基づいて評価を
   行う。

2. 評価時間帯のうちに状態が変わり，異なる状態の記
   録が存在する場合には，自立度の低い方の状態をも
   とに評価を行うこと。

3. 当該動作が制限されていない場合には，可能であれ
   ば動作を促し，観察した結果をもとに「患者の状態」
   を評価すること。動作の確認をできなかった場合に
   は，通常，介助が必要な状態であっても「できる」
   又は「自立」とする。

4. 医師の指示によって，当該動作が制限されているこ
   とが明確である場合には，各選択肢の留意点を参考
   に評価する。この場合，医師の指示に係る記録があ
   ること。ただし，動作が禁止されているにもかかわ
   らず，患者が無断で当該動作を行ってしまった場合
   には「できる」又は「自立」とする。

5. B10「移乗」，B11「口腔清潔」，B12「食事摂取」，
   B13「衣服の着脱」については，「患者の状態」と
   「介助の実施」とを乗じた点数とすること。

医師による動作の制限がある場
合には，医師の指示に係る記録
が必要です！

2020年度診療報酬改定のポイ
ント！　7つの項目のうち4つ
は，患者の状態と介助の実施を
それぞれ評価することになりま
す！

9　寝返り

項目の定義

　寝返りが自分でできるかどうか，あるいはベッド
柵，ひも，バー，サイドレール等の何かにつかまれば
できるかどうかを評価する項目である。

　ここでいう『寝返り』とは，仰臥位から（左右どち
らかの）側臥位になる動作である。

選択肢の判断基準

「できる」

　何にもつかまらず，寝返り（片側だけでよい）が1人でできる場合をいう。

「何かにつかまればできる」

　ベッド柵，ひも，バー，サイドレール等の何かにつかまれば1人で寝返りができる場合をいう。

「できない」

　介助なしでは1人で寝返りができない等，寝返りに何らかの介助が必要な場合をいう。

判断に際しての留意点

　「何かにつかまればできる」状態とは，看護職員等が事前に環境を整えておくことによって患者自身が1人で寝返りができる状態であり，寝返りの際に，ベッド柵に患者の手をつかまらせる等の介助を看護職員等が行っている場合は「できない」となる。

　医師の指示により，自力での寝返りを制限されている場合は「できない」とする。

10　移乗

項目の定義

　移乗時の介助の必要の有無と，介助の実施状況を評価する項目である。

　ここでいう『移乗』とは，「ベッドから車椅子へ」，「ベッドからストレッチャーへ」，「車椅子からポータブルトイレへ」等，乗り移ることである。

選択肢の判断基準

（患者の状態）

「自立」

　介助なしで移乗できる場合をいう。這って動いても，移乗が1人でできる場合も含む。

「一部介助」

　患者の心身の状態等の理由から，事故等がないように見守る必要がある場合，あるいは1人では移乗がで

以下，「移乗」「口腔清潔」「食事摂取」「衣服の着脱」の4つの項目は，2020年度改定で評価の方法が変わりました。どのような状態がどのような評価となるか，スタッフ全員で改めて確認しましょう。

きないため他者が手を添える，体幹を支える等の一部介助が必要な場合をいう。

「全介助」

　１人では移乗が全くできないために，他者が抱える，運ぶ等の全面的に介助が必要な場合をいう。

（介助の実施）

「実施なし」

　評価日に看護職員等が介助を行わなかった場合をいう。

「実施あり」

　評価日に看護職員等が介助を行った場合をいう。

判断に際しての留意点

　患者が１人では動けず，スライド式の移乗用補助具の使用が必要な場合は「全介助」となる。

　車椅子等への移乗の際に，立つ，向きを変える，数歩動く等に対して，患者自身も行うことができている（力が出せる）場合は「一部介助」となる。

　医師の指示により，自力での移乗を制限されている場合は「全介助」とする。また，介助による移乗も制限されている場合は，「全介助」かつ「実施なし」とする。

11　口腔清潔

項目の定義

　口腔内を清潔にするための一連の行為が１人でできるかどうか，１人でできない場合に看護職員等が見守りや介助を実施したかどうかを評価する項目である。

　一連の行為とは，歯ブラシやうがい用の水等を用意する，歯磨き粉を歯ブラシにつける等の準備，歯磨き中の見守りや指示，磨き残しの確認等も含む。

　口腔清潔に際して，車椅子に移乗する，洗面所まで移動する等の行為は，口腔清潔に関する一連の行為には含まれない。

「歯ブラシの準備等の環境整備だけでは『要介助』とならない」という認識が少なくないようです。過去の外部研修でそのような指導があったという話を聞きますが，この手引きでは明確に「一連の動作がすべてできるかできないか」ということが判断の基準となっています。看護必要度における評価の手引きにならって評価しましょう！

選択肢の判断基準

（患者の状態）
「自立」
　口腔清潔に関する一連の行為すべてが１人でできる場合をいう。
「要介助」
　口腔清潔に関する一連の行為のうち部分的，あるいはすべてに介助が必要な場合をいう。患者の心身の状態等の理由から見守りや指示が必要な場合も含まれる。
（介助の実施）
「実施なし」
　評価日に看護職員等が介助を行わなかった場合をいう。
「実施あり」
　評価日に看護職員等が介助を行った場合をいう。

判断に際しての留意点

　口腔内の清潔には，『歯磨き，うがい，口腔内清拭，舌のケア等の介助から義歯の手入れ，挿管中の吸引による口腔洗浄，ポピドンヨード剤等の薬剤による洗浄』も含まれる。舌や口腔内の硼砂グリセリンの塗布，口腔内吸引のみは口腔内清潔に含まない。

　また，歯がない場合は，うがいや義歯の清潔等，口腔内の清潔に関する類似の行為が行われているかどうかに基づいて判断する。

　医師の指示により，自力での口腔清潔が制限されている場合は「要介助」とする。また，介助による口腔清潔も制限されている場合は，「要介助」かつ「実施なし」とする。

口腔ケアには，義歯の手入れも含まれます！

12　食事摂取
項目の定義

　食事介助の必要の有無と，介助の実施状況を評価する項目である。
　ここでいう食事摂取とは，経口栄養，経管栄養を含み，朝食，昼食，夕食，補食等，個々の食事単位で評価を行う。中心静脈栄養は含まれない。

食事摂取は形状を問いません（ただし中心静脈栄養は含みません）。

食事摂取の介助は，患者が食事を摂るための介助，患者に応じた食事環境を整える食卓上の介助をいう。厨房での調理，配膳，後片付け，食べこぼしの掃除，車椅子への移乗の介助，エプロンをかける等は含まれない。

選択肢の判断基準

（患者の状態）
「自立」
　介助・見守りなしに1人で食事が摂取できる場合をいう。また，箸やスプーンのほかに，自助具等を使用する場合も含まれる。
「一部介助」
　必要に応じて，食事摂取の行為の一部に介助が必要な場合をいう。また，食卓で食べやすいように配慮する行為（小さく切る，ほぐす，皮をむく，魚の骨をとる，蓋をはずす等）が必要な場合をいう。患者の心身の状態等の理由から見守りや指示が必要な場合も含まれる。
「全介助」
　1人では全く食べることができず全面的に介助が必要な場合をいい，食事開始から終了までにすべてに介助を要する場合は「全介助」とする。
（介助の実施）
「実施なし」
　評価日に看護職員等が介助を行わなかった場合をいう。
「実施あり」
　評価日に看護職員等が介助を行った場合をいう。

一部介助には，見守りも含まれます。

判断に際しての留意点

　食事の種類は問わず，一般（普通）食，プリン等の経口訓練食，水分補給食，経管栄養すべてをさし，摂取量は問わない。経管栄養の評価も，全面的に看護職員等が行う必要がある場合は「全介助」となり，患者が自立して1人で行うことができる場合は「自立」となる。ただし，経口栄養と経管栄養のいずれも行って

いる場合は，「自立度の低い方」で評価する。

　家族が行った行為，食欲の観察は含めない。また，看護職員等が，パンの袋切り，食事の温め，果物の皮むき，卵の殻むき等を行う必要がある場合は「一部介助」とする。

　医師の指示により，食止めや絶食となっている場合は，「全介助」かつ「実施なし」とする。セッティングしても患者が食事摂取を拒否した場合は「実施なし」とする。

食事の介助は，「全介助」であっても患者の状態によって「実施なし」があり得る項目です。

13　衣服の着脱

項目の定義

　衣服の着脱について，介助の必要の有無と，介助の実施状況を評価する項目である。衣服とは，患者が日常生活上必要とし着用しているものをいう。パジャマの上衣，ズボン，寝衣，パンツ，オムツ等を含む。

術衣がよく話題になりますが，術衣は日常生活上必要として着用としているものではないという解釈です。また，靴下は，患者が日常生活上必要としている場合は，衣服に含まれます。

選択肢の判断基準

（患者の状態）
「自立」
　介助なしに1人で衣服を着たり脱いだりすることができる場合をいう。
　自助具等を使って行うことができる場合も含む。
「一部介助」
　衣服の着脱に一部介助が必要な場合をいう。例えば，途中までは自分で行っているが，最後に看護職員等がズボン・パンツ等を上げる必要がある場合等は，「一部介助」に含む。看護職員等が手を出して介助する必要はないが，患者の心身の状態等の理由から，転倒の防止等のために，見守りや指示を行う必要がある場合等も「一部介助」とする。
「全介助」
　衣服の着脱の行為すべてに介助が必要な場合をいう。患者自身が，介助を容易にするために腕を上げる，足を上げる，腰を上げる等の行為を行うことができても，着脱行為そのものを患者が行うことができず，看

護職員等がすべて介助する必要がある場合も「全介助」とする。

（介助の実施）

「実施なし」

　評価日に看護職員等が介助を行わなかった場合をいう。

「実施あり」

　評価日に看護職員等が介助を行った場合をいう。

判断に際しての留意点

　衣服の着脱に要する時間の長さは判断には関係しない。

　通常は自分で衣服の着脱をしているが，点滴が入っているために介助を要している場合は，その介助の状況で評価する。

　靴や帽子は，衣服の着脱の評価に含めない。

14　診療・療養上の指示が通じる

項目の定義

　指示内容や背景疾患は問わず，診療・療養上の指示に対して，指示通りに実行できるかどうかを評価する項目である。

選択肢の判断基準

「はい」

　診療・療養上の指示に対して，指示通りの行動が常に行われている場合をいう。

「いいえ」

　診療・療養上の指示に対して，指示通りでない行動が1回でもみられた場合をいう。

判断に際しての留意点

　精神科領域，意識障害等の有無等，背景疾患は問わない。指示の内容は問わないが，あくまでも診療・療養上で必要な指示であり，評価日当日の指示であること，及びその指示が適切に行われた状態で評価することを前提とする。

　医師や看護職員等の話を理解したように見えても，

「診療・療養上の指示が通じる」「危険行動」は「認知症高齢者の日常生活自立度」の評価と認知症ケア加算，2020年度新設された「せん妄ハイリスク患者ケア加算」と併せてチェックしましょう！

意識障害等により指示を理解できない場合や自分なりの解釈を行い結果的に，診療・療養上の指示から外れた行動をした場合は「いいえ」とする。

15　危険行動

項目の定義

患者の危険行動の有無を評価する項目である。

ここでいう「危険行動」は，「治療・検査中のチューブ類・点滴ルート等の自己抜去，転倒・転落，自傷行為」の発生又は「そのまま放置すれば危険行動に至ると判断する行動」を過去1週間以内の評価対象期間に看護職員等が確認した場合をいう。

選択肢の判断基準

「ない」
　過去1週間以内に危険行動がなかった場合をいう。
「ある」
　過去1週間以内に危険行動があった場合をいう。

判断に際しての留意点

危険行動の評価にあたっては，適時のアセスメントと適切な対応，並びに日々の危険行動への対策を前提としている。この項目は，その上で，なお発生が予測できなかった危険行動の事実とその対応の手間を評価する項目であり，対策をもたない状況下で発生している危険行動を評価するものではない。対策がもたれている状況下で発生した危険行動が確認でき，評価当日にも当該対策がもたれている場合に評価の対象に含める。

認知症等の有無や，日常生活動作能力の低下等の危険行動を起こす疾患・原因等の背景や，行動の持続時間等の程度を判断の基準としない。なお，病室での喫煙や大声を出す・暴力を振るう等の，いわゆる迷惑行為は，この項目での定義における「危険行動」には含めない。

他施設からの転院，他病棟からの転棟の際は，看護

他の項目とは異なり，過去1週間以内の評価対象期間から確認された場合の評価であることに注意しましょう！

この項目は，「適時のアセスメントと適切な対応，並びに日々の危険行動への対策を前提」としていることが特徴です！

対象期間内の「危険行動」が確認できる場合にも評価の対象となります。

183

職員等が記載した記録物により評価対象期間内の「危険行動」が確認できる場合は，評価の対象に含める。

■C　手術等の医学的状況

C項目共通事項

1. コード一覧に掲載されているコードについて，評価日における入力の有無及び当該コードに係る手術等の実施当日からの日数によって判断すること。
2. 各選択肢の判断基準に示された手術等の実施当日からの日数については，実施当日を含む日数であること。

看護必要度Ⅱと同様に，評価対象となるレセプトコードが決まりました！ これにより，今までに比べて，「選択肢の判断基準」がシンプルになりました。

16　開頭手術

選択肢の判断基準

> 評価日においてコード一覧に掲載されているコードが入力されている場合又は当該コードに係る手術の実施当日から13日間の場合，「あり」とする。

17　開胸手術

選択肢の判断基準

> 評価日においてコード一覧に掲載されているコードが入力されている場合又は当該コードに係る手術の実施当日から12日間の場合，「あり」とする。

18　開腹手術

選択肢の判断基準

> 評価日においてコード一覧に掲載されているコードが入力されている場合又は当該コードに係る手術の実施当日から7日間の場合，「あり」とする。

19　骨の手術

選択肢の判断基準

> 評価日においてコード一覧に掲載されているコードが入力されている場合又は当該コードに係る手術の実施当日から11日間の場合，「あり」とする。

20　胸腔鏡・腹腔鏡手術

選択肢の判断基準

> 　評価日においてコード一覧に掲載されているコードが入力されている場合又は当該コードに係る手術の実施当日から5日間の場合，「あり」とする。

21　全身麻酔・脊椎麻酔の手術

選択肢の判断基準

> 　評価日においてコード一覧に掲載されているコードが入力されている場合又は当該コードに係る手術の実施当日から5日間の場合，「あり」とする。

22　救命等に係る内科的治療

選択肢の判断基準

> 　①から③の各項目について，評価日においてコード一覧に掲載されているコードが入力されている場合又は当該コードに係る治療の実施当日から5日間の場合，「あり」とする。

23　別に定める検査

選択肢の判断基準

> 　評価日においてコード一覧に掲載されているコードが入力されている場合又は当該コードに係る検査の実施当日から2日間の場合，「あり」とする。

24　別に定める手術

選択肢の判断基準

> 　評価日においてコード一覧に掲載されているコードが入力されている場合又は当該コードに係る手術の実施当日から6日間の場合，「あり」とする。

新しい項目ですね！ この2020年度診療報酬改定で増えた項目の影響がどの程度あるか，院内で把握しておきたいところです。

■アセスメント共通事項

1. 評価の対象

　評価の対象は，急性期一般入院基本料，7対1入院基本料（結核病棟入院基本料，特定機能病院入院基本料（一般病棟，結核病棟に限る。）及び専門病院入院基本料），10対1入院基本料（特定機能病院入院基本料（一般病棟に限る。）及び専門病院入院基本料），地域一般入院料1，総合入院体制加算（一般病棟入院基本料，特定一般病棟入院料），看護補助加算1（地域一般入院基本料，13対1入院基本料），一般病棟看護必要度評価加算（専門病院入院基本料，特定一般病棟入院料），脳卒中ケアユニット入院医療管理料並びに地域包括ケア病棟入院料（地域包括ケア入院医療管理料及び特定一般病棟入院料（地域包括ケア入院医療管理が行われる場合）を算定する場合も含む。以下「地域包括ケア病棟入院料等」という。）を届け出ている病棟に入院している患者であり，産科患者，15歳未満の小児患者，短期滞在手術等基本料を算定する患者及びDPC対象病院において短期滞在手術等基本料2又は3の対象となる手術，検査又は放射線治療を行った患者（基本診療料の施設基準等第十の三（3）及び四に係る要件以外の短期滞在手術等基本料に係る要件を満たす場合に限る。）は評価の対象としない。また，歯科の入院患者（同一入院中に医科の診療も行う期間については除く。）についても評価の対象としない。

2. 評価日及び評価項目

　一般病棟用の重症度, 医療・看護必要度Ⅰ（以下「必要度Ⅰ」という。）における記載内容を参照のこと。

3. 評価対象時間

　必要度Ⅰにおける記載内容を参照のこと。

4. 評価対象場所

　必要度Ⅰにおける記載内容を参照のこと。

看護必要度Ⅰの「評価の対象」
あった病床の縛りはありません。

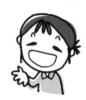

看護必要度Ⅰと同じです！

5. 評価者

　B項目の評価は，院内研修を受けた者が行うこと。医師，薬剤師，理学療法士等が一部の項目の評価を行う場合も院内研修を受けること。

6. 評価の判断

　評価の判断は，アセスメント共通事項，A・B・Cの各項目の共通事項及び項目ごとの選択肢の判断基準等に従って実施すること。独自に定めた判断基準により評価してはならない。

■A　モニタリング及び処置等

1. 評価日において，各選択肢のコード一覧に掲載されているコードが入力されている場合を「あり」とする。ただし，A8「緊急に入院を必要とする状態」については，入院日においてコード一覧に掲載されているコードが入力されている場合に，入院当日を含めた5日間を「あり」とする。なお，当該患者が，直接，評価対象病棟に入院した場合のみ，当該コードを評価対象とし，救命救急入院料，特定集中治療室管理料等の治療室に一旦入院した場合は評価対象に含めない。ただし，手術室を経由して評価対象病棟に入院した場合は評価対象に含める。また，地域包括ケア病棟入院料及び地域包括ケア入院医療管理料においては，評価対象に含めない。

2. 内服薬のコードが入力されていない日に当該コードに該当する内服を指示した場合や，事前に処方や指示を行っており内服当日には当該コードが入力されていない場合等は，評価の対象とはならない。

3. 手術や麻酔中に用いた薬剤は評価の対象となる。また，検査や処置等，その他の目的で用いた薬剤については，EF統合ファイルにおけるデータ区分コードが20番台（投薬），30番台（注射），50番（手術）及び54番（麻酔）の薬剤に限り，評価の対象となる。

4. 臨床試験で用いた薬剤は評価の対象となる。

5. A3「点滴ライン同時3本以上の管理」及びA6「輸血や血液製剤の管理」で共通するコードが入力され

2020年度診療報酬改定の新項目！　看護必要度Ⅰと表記が異なることに注意しましょう。

ICU／HCU等を有する病院は要注意！　特に緊急入院の場合，どのような患者をICU／HCU等に入室させるのか基準を明確にしないと，一般病棟の重症度割合に与える影響は少なくありません。

本文でも述べましたが，内服薬の投与について処方日か内服日どちらの日付がデータに上がっているのかを知りましょう！

データ区分により評価の有無が異なります。

共通コードがある場合にはそれぞれが「あり」となります。

ている場合には，それぞれの選択肢において評価の
対象としてよい。

■B　患者の状況等・
　C　手術等の医学的状況
　必要度Ⅰにおける記載内容を参照のこと。

ここに書いていないさまざまな状況下において，判断に迷
う場合も当然あると思います。その場合は自院としての判
断の理由を明確にし，勉強会でケースワークとして取り上
げるなど，知識を共有し，全職員が同じ評価ができるように
工夫しましょう!

看護必要度Ⅱリスト

一般病棟用の重症度，医療・看護必要度Ⅰ・Ⅱに係る評価票

一般病棟用の重症度，医療・看護必要度に係る評価票 評価の手引き

（2020年6月9日更新分）

【閲覧・ダウンロード方法】

いずれかの方法でアクセスしてください。

〈QRコードで簡単アクセス〉

〈URLを直接入力〉

https://www.nissoken.com/1910/index.html

[出典] 厚生労働省：令和2年度診療報酬改定について　第3関係法令等「基本診療料の施設基準等及び
その届出に関する手続きの取扱いについて（通知）」（令和2年3月5日保医発0305第2号）
https://www.mhlw.go.jp/stf/seisakunitsuite/bunya/0000188411_00027.html（2020年7月閲覧）

おわりに

　最後までお読みいただき，誠にありがとうございました。

　「上村さん，看護必要度の本を出してみませんか？」

　この企画をいただいたのが2019（令和元）年12月の半ばでした。その時はこんなに大変なものと考えておらず，ただ浮かれていたように記憶しています。大変ありがたいことに，今回の2020（令和2）年度診療報酬改定セミナーとしていくつかお話をさせていただく機会に恵まれ，気がついたら本書の締め切り目前。編集のご担当者はもとよりお客さまなど応援者に恵まれ，皆さまからの少しの叱咤と多大なる激励により，書籍という超長距離のマラソンを走りきることができました。カロリーなどを大量消費しました。痩せてはいませんが。

　看護必要度と出会った当初は，データが統一されておらず分析を行うのも一苦労だったため，第一印象は「可愛くない子！」でした。徐々に制度が洗練され，データ分析に耐え得るようになり，私と看護必要度とは「腐れ縁」の関係性に変わっていきました。この腐れ縁が一つの形になったことになります。

　そもそも看護必要度は施設基準の一つという重要な数値であるにもかかわらず，病院経営者は看護部に丸投げをしていて興味を示していないことが多いからか，看護必要度のデータ分析を重点的に取り組んでいる人を聞いたことがありません。「看護必要度のデータを研究したいのだが誰も教えてくれず，やっとの思いで見つけました！」と言ってセミナーに参加してくれた方もいました。本当にありがたいことです。自虐を込めて，書籍にするまでのボリュームで看護必要度について語ることができるのは私しかいない！　という思い込みを胸に，書き上げました。腐れ縁をつないでいて良かったなと心から思います。

新型コロナウイルス感染症（COVID-19）の影響があり，しばらくは集団研修ができない状況が続くかと思います。もしよろしければこの書籍を活用いただきたく存じます。そして，何かご質問がありましたらお気軽にお問い合わせ（uemura@uemurahisako.com）ください！

　最後になりましたが，本書を作成するに当たりご協力及びご助言いただきました株式会社MMオフィス代表取締役工藤高様，株式会社メディチュア代表取締役渡辺優様，株式会社メデュアクト代表取締役流石学様におかれましては，ご多忙な中のお力添えに感謝申し上げます。また，本書をご担当いただきました日総研出版の佐藤秀二様と福光勝己様におかれましては，粘り強くお付き合いいただきましたこと，感謝申し上げます。さらに，本書を書き上げるに当たり応援いただきましたすべての皆さまに心から感謝申し上げるとともに，今後も自己研鑽を忘れず，医療現場で働く皆さまがイキイキと輝くための環境を作るお手伝いをし続けていきたいと思います。

　2020年8月

株式会社メディフローラ

代表取締役　上村 久子

著者略歴

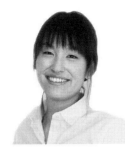

上村久子
うえ むら ひさ こ

看護師／保健師／病院経営アドバイザー
株式会社**メディフローラ** 代表取締役

　東京医科歯科大学にて看護師・保健師免許取得後，慶應義塾大学院卒業。その後，医療系コンサルティング会社にて急性期病院を対象とした経営改善に従事。2011年の日本看護管理学会にて「看護必要度データとDPCデータによる戦略的データ分析への取り組み～看護必要度データの有用的な利用を目指して」を，滋賀医科大学と共に発表。現在は病院経営アドバイザーとして，院内にあるデータ（看護必要度データ，DPCデータ等）を用いた病院経営に関するアドバイスやデータ分析研修会，診療報酬勉強会等の人材育成の研修・教育サービスを提供中。専門は，院内データを活用した病院経営，看護マネジメント，人材育成。自らの臨床経験とデータ分析能力を活かし，大学病院からケアミックス病院まで病院規模や病院機能を問わず幅広く活動している。

深掘り！ 重症度，医療・看護必要度 データ分析の活用・改善

2020年8月27日 発行　　第1版第1刷

企　画：日総研グループ

著者：上村久子ⓒ
うえ むら ひさ こ

代　表：岸田良平
発行所：日総研出版

本部　〒451-0051 名古屋市西区則武新町3－7－15（日総研ビル）　☎ (052)569－5628　FAX (052)561－1218

日総研お客様センター 電話 0120-057671 FAX 0120-052690　名古屋市中村区則武本通1－38 日総研グループ縁ビル 〒453-0017

札幌	☎ (011)272－1821　FAX (011)272－1822 〒060-0001 札幌市中央区北1条西3－2（井門札幌ビル）
仙台	☎ (022)261－7660　FAX (022)261－7661 〒984-0816 仙台市若林区河原町1－5－15－1502
東京	☎ (03)5281－3721　FAX (03)5281－3675 〒101-0062 東京都千代田区神田駿河台2－1－47（廣瀬お茶の水ビル）
名古屋	☎ (052)569－5628　FAX (052)561－1218 〒451-0051 名古屋市西区則武新町3－7－15（日総研ビル）
大阪	☎ (06)6262－3215　FAX (06)6262－3218 〒541-8580 大阪市中央区安土町3－3－9（田村駒ビル）

広島	☎ (082)227－5668　FAX (082)227－1691 〒730-0013 広島市中区八丁堀1－23－215
福岡	☎ (092)414－9311　FAX (092)414－9313 〒812-0011 福岡市博多区博多駅前2－20－15（第7岡部ビル）
編集	☎ (052)569－5665　FAX (052)569－5686 〒451-0051 名古屋市西区則武新町3－7－15（日総研ビル）
商品センター	☎ (052)443－7368　FAX (052)443－7621 〒490-1112 愛知県あま市上萱津大門100

この本に関するご意見は，ホームページまたはEメールでお寄せください。E-mail cs＠nissoken.com

・乱丁・落丁はお取り替えいたします。本書の無断複写複製（コピー）やデータベース化は著作権・出版権の侵害となります。
・この本に関する訂正等はホームページをご覧ください。www.nissoken.com/sgh

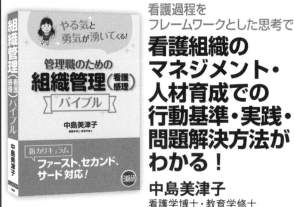

看護過程を
フレームワークとした思考で

看護組織の
マネジメント・
人材育成での
行動基準・実践・
問題解決方法が
わかる！

中島美津子
看護学博士・教育学修士

主な内容
・組織を知る　・役割を理解する
・非常時のマネジメントを知る
・管理職は「個」育て真っ最中　ほか

A5判 2色刷 496頁
定価 3,400円＋税
（商品番号 601883）

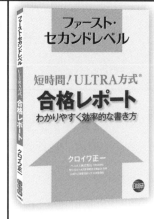

ファースト・セカンドレベルの
レポート、サードの論文、
看護管理実践計画書の
作成に悩まない！

レポート評価基準と
リンクしたULTRA®の
プロセスで合格に導く！

クロイワ正一
ヘルメス株式会社 代表取締役
一般社団法人全国医業経営支援協会 理事
川崎市立看護短期大学 非常勤講師

主な内容
・認定看護管理者教育課程
　ファースト・セカンドの
　レポート特性と苦手な理由
・ULTRA（ウルトラ）方式！
　ファースト・セカンドの
　レポートにどう使う？　ほか

新刊
B5判 2色刷 144頁
定価 3,000円＋税
（商品番号 601882）

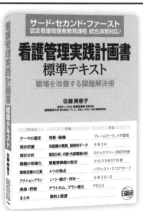

看護管理実践計画書の
全体像と作成の仕方を
マスター！

職場の現状把握、
改善計画立案に！

佐藤美香子
医療法人三和会 東鷲宮病院 看護部長

主な内容
・看護管理実践計画書の概要
・課題解決のプロセスをイメージする
・真の問題を発見し,
　論理的に思考する
・問題発見力を強化する
・ロジカルシンキングを理解する
・看護管理実践計画書の考え方
・環境分析と課題の明確化　ほか

増刷出来
B5判 2色刷 240頁
定価 3,300円＋税
（商品番号 601780）

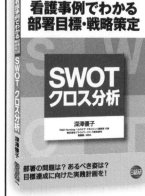

看護現場の事例で解説

SWOTの苦手に
フォーカス！
あてはめ、思い込み、
こだわり…から
脱却する具体策

深澤優子
医療法人社団福寿会
看護部長（教育管理担当）・人事部長
R&D Nursing ヘルスケア・
マネジメント研究所 代表

主な内容
・まずは質の高い看護管理を
　するための基礎を知る
・戦略策定・目標設定に必要な
　3つの力　ほか

増刷出来
B5判 160頁
定価 3,000円＋税
（商品番号 601774）

どのように準備をすればよいか
確認できるチェックリスト付き！

ケアプロセスに
沿ってスタッフに
自信をもって
説明・指導できる！

工藤 潤
大宮中央総合病院
副院長 兼 看護統括部長
認定看護管理者

主な内容
・病院機能評価に向けて
・ケアプロセス調査に必要な領域の整備
・病棟概要確認
・ケアプロセス調査の理解と
　症例トレースの選択　ほか

B5判 184頁
定価 3,200円＋税
（商品番号 601851）

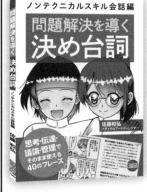

考える・伝える・決める・
動かす、が上手くなる。

あなたの
「会話力」が
ぐんぐん高まる！

佐藤和弘
メディカルアートディレクター

主な内容
・考えるための決め台詞
　目的を押さえる／現状を把握する ほか
・伝えるための決め台詞
　受け手絶対主義に基づく　ほか
・決めるための決め台詞
　事前に準備する　ほか
・動かすための決め台詞

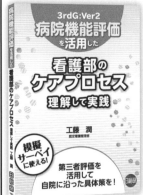

B5判 96頁
定価 2,100円＋税
（商品番号 601897）

 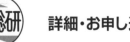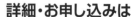

詳細・お申し込みは　商品番号 日総研 601897　 検索

電話 0120-054977
FAX 0120-052690 （無料）